몸짱 다이어트
D-21
워크아웃

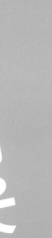

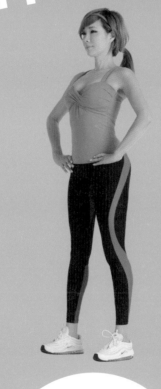

힙 & 레그

Contents

몸짱 다이어트
D-21
워크아웃

초판 1쇄 인쇄 2013년 6월 10일
초판 1쇄 발행 2013년 6월 20일

지은이 정다연
펴낸이 이웅현
펴낸곳 (주)도서출판도도

회장 조대웅
상무 이희건
재무이사 최명희
라이프스타일출판 본부장 정지아
기획팀장 한성근

기획책임 이진아
디자인 Design Peacock
요리사진 박상일 Cloud Nine
어시스트 이미화
마케팅 양병희, 조진명

출판등록 제 300-2012-212호
주소 서울시 종로구 새문안로 92 오피시아빌딩 1225호
전자우편 dodo7788@hanmail.net
내용문의 02) 739-7656~59(106)
판매문의 02) 739-7656(206)

© 더솔루션 2013

ISBN 979-11-950335-2-2

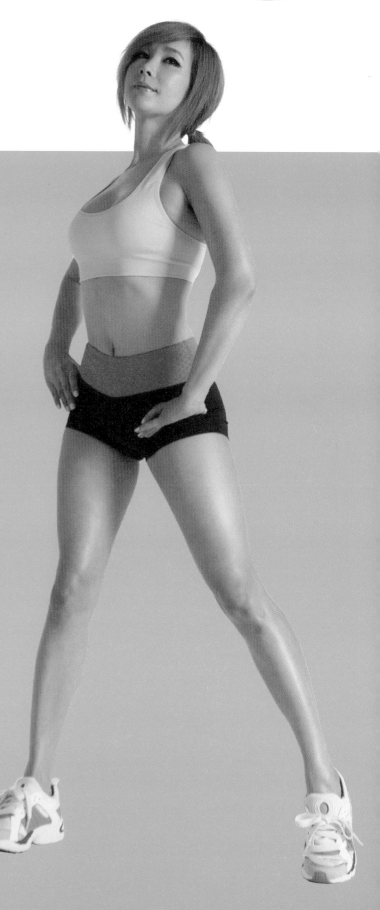

몸짱 아줌마, 세계적인
뷰티트레이너로 진화하다!

《딴지일보》에 〈니들에게 봄날을 돌려주마〉라는 컬럼을 연재하는 것을 계기로 세상에 알려진 그녀는 38살 아줌마, 그것도 한때 펑퍼짐한 몸매를 지녔던 두 아이의 엄마였다고는 도저히 믿을 수 없는 뛰어난 몸매와 미모로 대한민국 전체를 경악시켰다. 그리고 10년. 그녀는 이제 48살이 되었지만 10년 전보다 한층 더 아름다워진 몸매를 유지함으로써 또 한 번 우리를 놀라게 만든다. 그녀는 이제 프로페셔널 뷰티트레이너이다. 그 사이 주로 일본에서 저술, 강연, TV 출연 활동을 해 왔던 그녀는 일본 3대 온라인 쇼핑몰에서 동시에 DVD 베스트셀러 1위, 2007년 일본 아마존 베스트셀러 1위, 2011년 일본 아마존 베스트셀러 1, 2, 3위 동시 석권 등 그야말로 입을 다물 수 없는 놀라운 성과를 거두면서 적어도 일본 내에서는 '한류의 중심은 정다연'이라는 평가를 받았다. 현재 그녀는 JETA를 설립, 울퉁불퉁한 근육이 아니라 아름다운 몸매를 원하는 여성들을 위해 고민한 '피규어로빅스'를 전파하고 전문 뷰티트레이너를 양성하는 데 진력하고 있다.

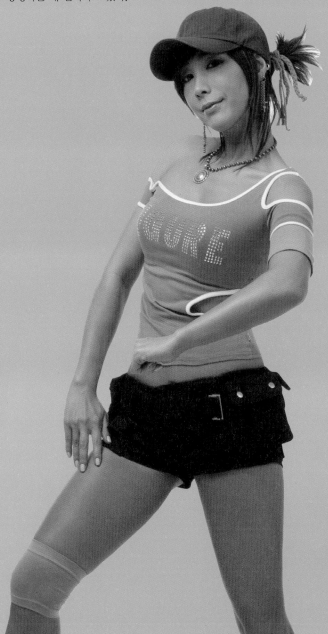

정다연의
10 YEARS

2003
● 인터넷 신문 딴지일보 '니들에게 봄날을 돌려주마'라는 컬럼을 시작, '몸짱'이라는 신조어를 탄생시키며 '몸짱' 예명을 얻다.

2004
● 50여회의 전국 순회 강연
● 중앙일보에 '몸짱 운동법' 컬럼 연재

2005
● 봄날 휘트니스 GYM 오픈
● 일본 '한류 몸짱 다이어트' 발간(다이어트 분야 서적 판매 순위 1위)
● 이 시대 최고의 몸짱으로 선정되어 대한민국 국회에서 연설
● NHK, 후지 TV, TBS, 니혼TV 등을 통해 일본에 소개

2006
● 피규어댄스 다이어트 DVD 출시(2007년 상반기 대한민국 다이어트 분야 판매 순위 1위)
● 대한민국 고등학교 과학교과서에 게재
● 정다연의 '피규어로빅스' 아카데미 설립

2007
● 일본 고단샤에서 '몸짱 다이어트' 출간(아마존 집계 일본 2007년 7월 10일 ~13일 일본 전체 판매순위 1위)
● 일본 산케이신문, 닛칸스포츠, 타잔, 여성자신, 여성세븐, 프라이데이 등 다수의 언론 매체와의 인터뷰

2008
● GX 프로그램 '피규어로빅스' 풀버전 완성
● By Jung Da Yeon 휘트니스 웨어 출시

2009
● 칸사이 TV, 요미우리 TV 출연
● Body Plus Workout Jam 2009 특별 초청 강연
● 아마존 재팬 본사 강연, 라쿠텐 본사 강연
● '피규어로빅스 DVD' (일본 아마존, 라쿠텐 스포츠분야 베스트셀러 1위)

2010
● 일본에서 '몸짱 다이어트 프리미엄' 발간(현재 누적 판매부수 75만부)
● 후지 TV '정다연의 성공 스토리' 방영

2011
● 닌텐도 Wii '피규어로빅스' 출시
● '몸짱 다이어트 스트레칭 DVD Book' 일본 후소샤 출간
● 후지 TV 한국 로케, 나고야 TV 한국 로케
● 일본 아마존 전체서적 베스트셀러 1, 2, 3위 석권

2012
● JETA(Jungdayeon's Exercise Trainer Association) 설립, 피규어로빅스 트레이너 200여 명 배출
● JETA Japan 설립, 일본 트레이너가 양성

2013
● 현재 〈S-댄스〉, 〈몸짱 다이어트 프리미엄〉 중국 · 대만에서 2년 동안 베스트셀러 1위
● 대만 힙합그룹 츠요우파웨이와 함께 작업한 뮤직비디오 'GYM' 380만 뷰 돌파

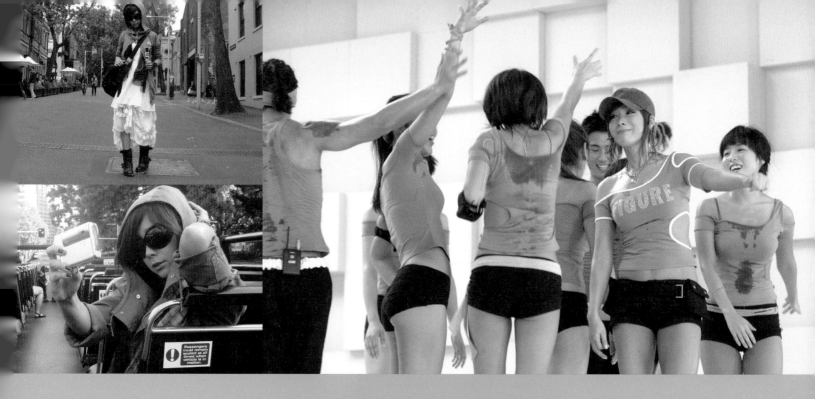

Jungdayeon's Life & Work

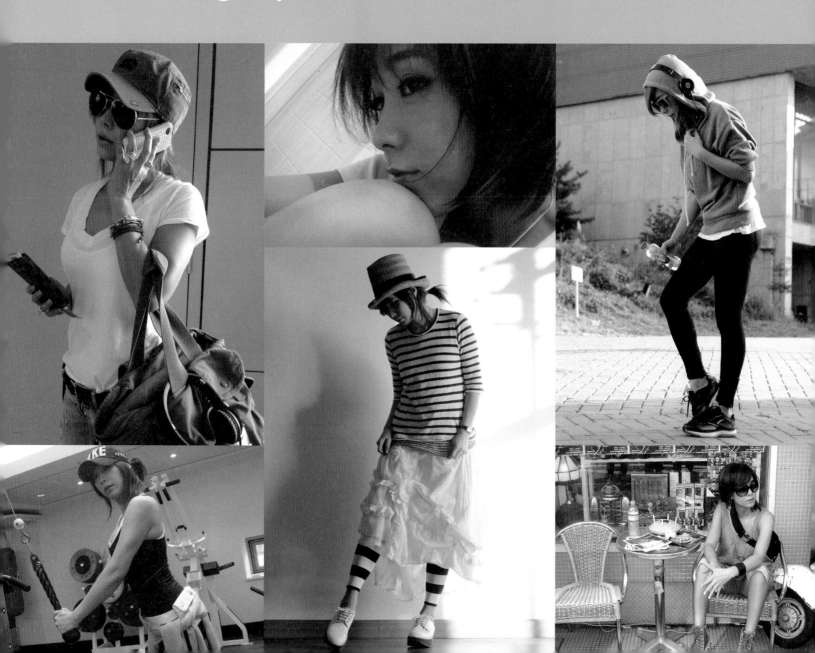

다 이 어 트 에
기 적 은 없 지 만
효 과 적 인
방 법 은 있 다

저로 인해 몸짱이란 신조어가 탄생 된 지도 벌써 10년이 지났습니다. 몸짱이라는 말이 신조어이긴 하지만 지금은 날씬하고 아름다운, 그러면서도 건강한 몸매를 일컫는 상징적인 단어가 되었지요. 몸짱이라는 말이 없었을 때 몸매가 좋은 사람을 지칭할 때는 서술형으로 풀어서 얘기할 수밖에 없었어요. '몸매가 좋은 사람' 또는 '몸매가 잘 빠진 사람'같이 말이에요. 하지만 몸짱이라는 두 글자에는 이런 의미 이외에도 또 다른 의미도 내포되어 있어요. 후천적인 노력 즉, 운동을 통해서 멋진 몸매가 된 의미 말이에요.

최근 지인으로부터 우리나라의 다이어트 문화는 몸짱 아줌마 이전과 이후로 나뉜다는 말을 들었습니다. 제가 이름을 알리고나서부터 우리나라에 몸짱 신드롬이 불었습니다. 그리고 많은 여성들이 근육운동을 시작하게 되었지요. 그리고 트레이너도 유명인이 될 수 있다는 사례가 만들어지면서 수많은 트레이너들이 방송매체에 등장하기 시작했습니다.

저의 인생도 몸짱 아줌마 이전과 이후로 나뉩니다. 가장 큰 변화는 몸짱 아줌마로 알려지기 이전에는 저와 가족만을 위해 살았지만, 유명세를 타고부터는 다른 사람의 몸매와 다이어트를 위해 사는 트레이너로서의 인생을 살고 있습니다. 제 나이 48살, 저는 여전히 두 아이의 엄마이자 한 남자의 아내이며 시어머니를 모시고 사는 며느리입니다. 한 때는 지극히 평범함 아줌마였지만, 지금의 저를 아줌마라고 부르는 사람은 없습니다. 6명의 가족을 위해 밥을 짓고 빨래를 하는 주부로서의 저는 변한 게 없는데도 말이에요. 지금 생각해보면 10년 전 38살이던 제가 아줌마로 불린 사실이 오히려 신기하게 느껴질 때가 있지요.

제가 다이어트 성공의 상징적인 인물이 될 수 있었던 가장 큰 이유는 바로 평범한 주부이기 때문이 아닌가 생각합니다. 저는 운동을 서른 네살 때 처음 시작했습니다. 그 이전에는 학창시절에 체육수업과 체력장 연습을 한 것 빼곤 전혀 운동을 해 본 경험이 없습니다. 운동에 관해서도 모르는 것 투성이었습니다. 제가 처음 운동을 할 때에는 퍼스널 트레이너라는 직업도 없었을 때입니다. 그리고 제가 다니던 체육관은 경기도 남양주의 작은 곳이었기에 트레이너도 없었지요. 운동이라고 해야 그저 런닝머신 위에서 걷거나 실내 자전거를 타는 정도였으니까요.

그리고 우연히 그곳에서 사귀게 된 트레이너 친구로부터 본격적인 운동을 배우기 시작하였습니다. 그때부터 운동으로 몸이 변화되는 경이로운 경험을 하게 되었습니다. 이전까지 저는 제 스스로 운동능력이 전무한 사람이라고 생각했습니다. 하지만 운동을 하면서 제가 운동에 뛰어난 재능을 가졌다는 사실을 깨닫게 되었어요. 재능이라고는 아무 것도 없는 줄 알았는데 운동능력이 있다는 것을 늦게나마 알게 되니 인간은 누구나 한 가지 재능을 갖고 있다는 말을 절감하게 되었어요.

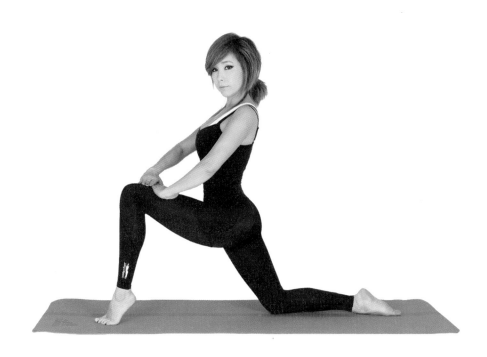

딸이 이번에 고등학생이 되었어요. 그리고 운이 좋았는지 부회장으로 뽑혔습니다. 공부를 그다지 잘하지도 모범이 되는 품성을 가진 것도 아닌데 부회장이 되고나니 기분은 좋으면서 한편으로는 부담스럽기도 했나 봅니다. 요즘은 학교에서 돌아오면 밤늦게까지 스스로 공부를 합니다. 그래서 안하던 공부를 왜 이렇게 열심히 하냐고 물으니 부회장이 공부 못한다는 소리를 듣기 싫어서라고 대답하더군요. 그러면서 공부를 열심히 하다 보니 공부가 점점 재미있어진다고도 합니다.

저의 경우도 비슷한 것 같습니다. 몸짱 아줌마라는 닉네임을 얻고 다이어트의 상징적인 인물로 주목받으면서 저절로 사명감이 생기는 걸 느낍니다. 그래서 더 열심히 다이어트와 관련한 공부를 하고, 효과적인 다이어트의 방법을 연구하는 일에 점점 더 재미를 느낍니다.

제 사연이 알려지면서 일본, 중국, 대만 등지에서 저를 직접 만나고 싶어 하며, 저의 몸짱 비결을 배우고 싶어 하는 사람들의 요청이 끊이질 않고 있습니다. 여러 나라를 방문하여 저의 운동 방법에 대해 강의를 하고, 파주에 있는 저의 짐(gym)을 찾아오는 여성들에게 운동을 가르치면서 저와 같이 날씬해지고 아름답게 변해가는 그들의 모습을 보면서 트레이너로서의 무한한 보람과 긍지를 느낍니다. 그 사이 일본에서 펴낸 몇 권의 책이 베스트셀러가 되면서 날씬해지고 아름다워지고 싶은 여성의 마음은 공간과 시간을 초월한다는 사실도 새삼 느낍니다.

이 책은 책을 통해 가장 효과적으로 운동을 지도할 수 있도록 구성한 첫 시도입니다. 운동을 지도하는데 가장 좋은 방법은 직접 만나서 지도하는 것이지만, 수많은 사람들을 일일이 직접 만나는 것은 사실상 불가능합니다. 대신 이 책을 통해 직접 만나서 지도하는 것과 같은 효과를 낼 수 있도록 구성을 시도해 보았습니다.

이 책은 총 4권의 시리즈로 출간될 예정입니다. 첫 번째로 선보이는 복부 운동법에 이어 힙과 다리, 어깨와 팔, 마지막으로 가슴과 등을 위한 엄선한 운동만을 수록하여 여성들이 가장 고민하는 부위별 비만을 효과적으로 해결하고 더불어 아름다운 근육을 만들 수 있는 저만의 노하우를 소개합니다. 운동법 이외에도 제가 직접 실천하여 효과 본 식이요법과 생활 속에서 주의해야 할 점 등도 담겨 있습니다.

다이어트에 기적 같은 왕도는 없지만 가장 효과적인 방법은 있습니다. 이 책은 그 방법을 효과적으로 제시하므로써 여러분의 스트레스를 해결해 줄 수 있을 것으로 확신합니다. 또한 다이어트는 정기적으로 반복하는 이벤트가 아니라 생활의 일부분이라는 점을 인식하고 포기하지 않고 지속할 수 있는 자신만의 다이어트 방법을 찾아서 꾸준히 실천한다면 힘들이지 않고 아름다운 몸매를 갖게 될 것입니다. 무엇보다도 다이어트에 몇 번 실패하고 이제 더 이상 다이어트는 하지 않겠다고 마음 먹은 여성이야말로 이 책에 소개된 운동법을 지금 당장 따라해볼 것을 권합니다.

2013년 6월 정다연

책 사용설명서

이 책에는 뷰티 트레이닝을 구성하는 6개의 서킷과 그 서킷을 구성하는 총 31개의 운동동작에 대한 해설이 실려 있습니다.
각 운동 동작은 자신의 운동능력과 가능한 시간에 맞춰 순서대로 따라 해도 좋고, 특정한 목표에 따라 임의로 재구성해도 아무런
문제가 없습니다. 자신만의 프로그램을 짜기가 어렵다면 p.12~55에 실린 프로그램대로 시행해도 좋습니다.
각 동작에 대해서는 아래의 그림과 같이 상세하면서도 한눈에 알아볼 수 있도록 설명되어 있습니다.
그밖에 몸짱 정다연씨의 다이어트 방법과 요리법, 잘못 알려진 상식을 바로잡는 올바른 지식, 다이어트 관리를 위한 그녀만의
독특한 다이어리가 직접 그린 일러스트와 함께 실려 있습니다.

이 책의 구성

힙 & 레그 뷰티트레이닝
이 책에는 총 31개의 뷰티 트레이닝 동작이 실려
있으며, 이 동작들은 작용 부위, 기본운동과
복합운동, 유산소운동의 비중 등에 따라 6개의
서킷으로 분류되어 있습니다. 또 시원시원한
사진과 일목요연한 배치, 간단하면서도 정확한
설명을 통해 독자들이 쉽게 정확한 동작을
따라할 수 있도록 했습니다.

하체 부종 없애는 몸짱 비법
매끈한 다리와 힙 라인을 살려주는 몸짱만의
놀라운 비법. 공 마사지와 마늘 건강법을
자세하게 실었습니다.

스키니 라인 운동 10
다리 라인에 특히 집중적으로 작용하는 10개
동작을 선별해 제시함으로써 단기간에 원하는
효과를 거둘 수 있도록 했습니다.

힙 라인 10
스커트도 청바지도 힙이 예뻐야 라인이 삽니다.
힙라인을 살려주는 10개 동작을 별도로 선별하여
제시해 뒀습니다.

속설 vs 과학
잘못된 상식으로 인해 다이어트에 실패하는
사례들이 너무나 많습니다. 여기서는 특히
하체와 관련된 최신 과학지식을 바탕으로
잘못된 상식을 바로잡아 줍니다.

목표 중심 3주 점프업 플랜
단기간에 획기적인 변화를 일으키는 고강도
운동 플랜. 운동을 통해 확연히 구분되는
Before&After를 원한다면 꼭 도전해 보시기
바랍니다.

이 책의 특징

6개의 서킷과 31개의 운동동작에 대한 일목요연한 설명
총 21일간 자신의 운동 능력에 맞춰 6가지 서킷을 조합하여 손쉽게 나만의 맞춤 프로그램을
짤 수 있습니다. 스키니 라인 운동, 힙 라인 운동은 물론, 집중 트레이닝 프로그램인 '3주
점프업 플랜'을 제시해 자신에 맞는 운동 프로그램을 쉽게 직접 만들 수 있도록 했습니다.

한눈에 정확한 동작을 이해할 수 있도록 다양한 각도에서 본 운동 동작과 설명을 담았어요
다양한 각도의 동작 사진, 전문 용어가 아닌 이해하기 쉽게 풀어 쓴 설명, 포인트가 되는
OK 동작, 특히 주의해야 할 NG 동작 등 기존 운동 서적보다 훨씬 보기 쉽고 따라 하기 쉬워
제대로 된 하체운동을 하는데 큰 도움을 줍니다.

근력운동과 유산소운동의 이상적인 조합
기존의 운동법처럼 한 번 하고 쉬는 방식이 아닌 서킷 방식의 연속 동작을 제시함으로써
무산소운동과 유산소운동 두 가지 효과를 동시에 얻을 수 있도록 구성했습니다.

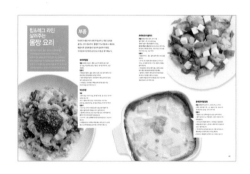

힙과 다리 라인 살려주는 몸짱 요리 비법
몸짱을 만드는 건 운동만은
아니죠. 간단하면서도 맛있게
힙과 다리의 선을 만드는 몸짱의
요리 비법이 공개됩니다.

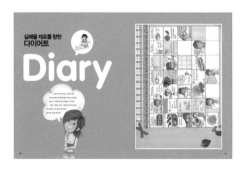

자기 관리를 위한 다이어트 다이어리
몸짱 정다연이 직접 디자인하고
일러스트를 그린 다이어트
다이어리가 담겨 있어요. 빈칸에
자신의 다이어트 일기를 기록해
보세요. 좋은 생활습관을 기르는 데
큰 도움이 됩니다.

각 운동마다 구체적으로 어떤 부위에 효과가 있는지 일러스트와 함께 표시했어요. 해당되는 부위를 의식하면서 운동하면 더 큰 효과를 얻을 수 있습니다.

운동 횟수

표시된 반복 횟수와 세트수는 보통의 운동 능력을 가진 사람에게 알맞은 운동량입니다. 자신의 운동능력, 시간을 고려해 조정하면 됩니다.

6가지 서킷

이 책에는 A에서 F까지 총 6가지 서킷이 제시되어 있습니다. 자신의 능력에 따라 월요일에서 토요일까지 꾸준히 운동하세요. 각 서킷은 운동이 강도나 난이도, 순서를 의미하는 것은 아니니 자신의 능력에 맞게 자유롭게 골고루 선택하여 운동하면 됩니다.

NG동작

흔히 저지르기 쉬운 실수 동작은 NG컷으로 따로 표시했습니다.

동작의 방향

동작의 방향이나 가동 범위를 정확하게 표시하여 정확한 동작을 취할 수 있도록 도움을 줍니다.

OK동작

포인트가 되는 동작은 OK컷으로 따로 표시해 보다 정확한 동작을 할 수 있도록 강조했어요.

B-1 Exercise 사이드런지 크로스&업

운동 횟수 각 방향 4~8회 2~4set

1 두 다리를 넓게 벌리고 무릎과 발끝이 정면을 향한 상태에서 한쪽 다리의 무릎을 구부리면서 체중을 구부린 쪽으로 이동시킨다.

2 ①의 자세에서 두 팔을 앞으로 옮기고 상체를 세운다. 이때 골반이 뒤로 빠지지 않도록 한다.

3 ①②의 동작을 같은 방식으로 반대쪽으로 한다.

4 ②의 동작을 같은 방식으로 반대쪽으로 한다.

NG

9

일본, 중국, 대만을 놀라게 만든 몸짱 정다연의 뷰티 트레이닝 국내 최초 공개!

몸짱 다이어트
D-21
워크아웃

3,4권도
곧 나옵니다!

1권 | 뱃살&허리
2권 | 힙&레그
3권 | 팔&어깨
4권 | 가슴&등

힙&레그 뷰티 트레이닝

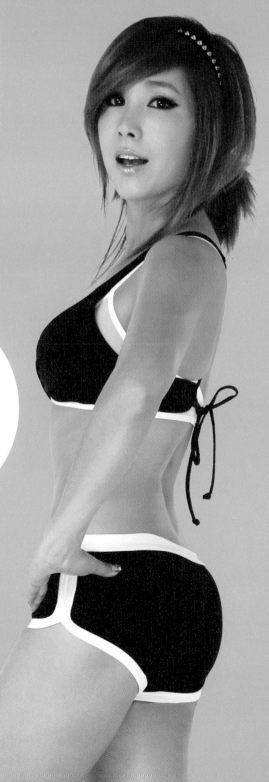

대부분의 여성들은 20세 중반 이후부터
힙이 처지고 탄력을 잃기 시작한다. 부은 듯한 다리라인과
굵어진 허벅지는 몸매에 자신감을 잃게 만드는 주범 중의 하나.
매일 꾸준히 하는 운동 습관이 아름다운 몸매를 만들어 준다.

탄력있는
힙과 매끈한
다리를 위한
30분 투자!

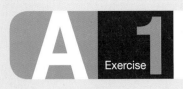

A Exercise 1 한 다리 접어 숙이고 모아 올리기

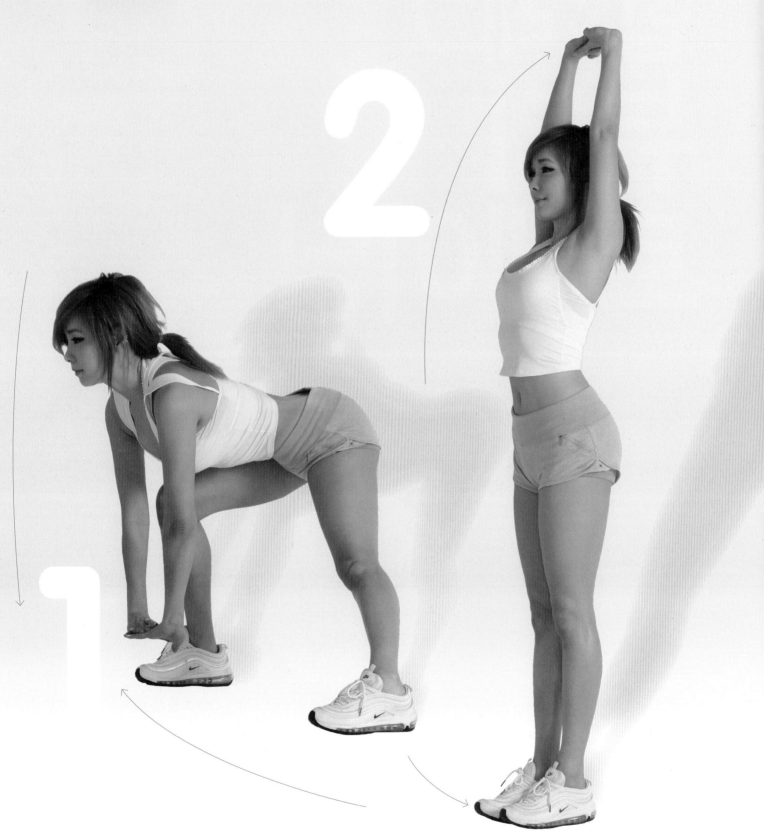

1 들숨 깍지 낀 손을 바닥으로 내림과 동시에 상체를 바닥과 수평으로 내리며 한 다리를 엉덩이가 바닥과 수평이 되도록 굽힌다. 이때 반대쪽 다리는 옆으로 곧게 뻗으며 무릎과 발끝은 정면을 보게 하여 허벅지와 엉덩이 근육을 이완시킨다.

2 날숨 허벅지 안쪽에 힘을 주고 굽혔던 다리를 반대편 다리로 끌어 모아 몸을 똑바로 세우고 허벅지, 엉덩이 근육을 수축시킨다. 이때 내렸던 팔을 위로 쭉 뻗어 올려 복부, 팔, 옆구리 근육을 늘려준다.

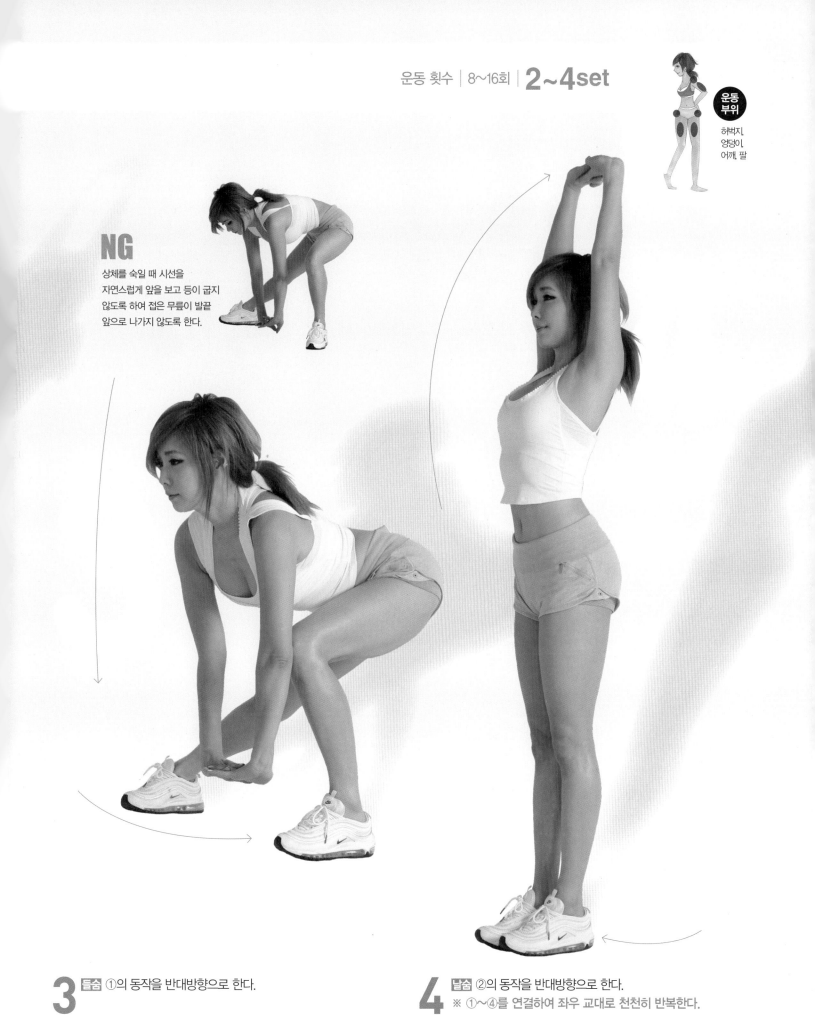

운동 부위

허벅지, 엉덩이, 어깨, 팔

NG

상체를 숙일 때 시선을 자연스럽게 앞을 보고 등이 굽지 않도록 하여 접은 무릎이 발끝 앞으로 나가지 않도록 한다.

3 들숨 ①의 동작을 반대방향으로 한다.

4 날숨 ②의 동작을 반대방향으로 한다.
※ ①~④를 연결하여 좌우 교대로 천천히 반복한다.

스쿼트

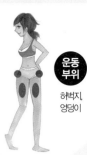

운동
부위

허벅지
엉덩이

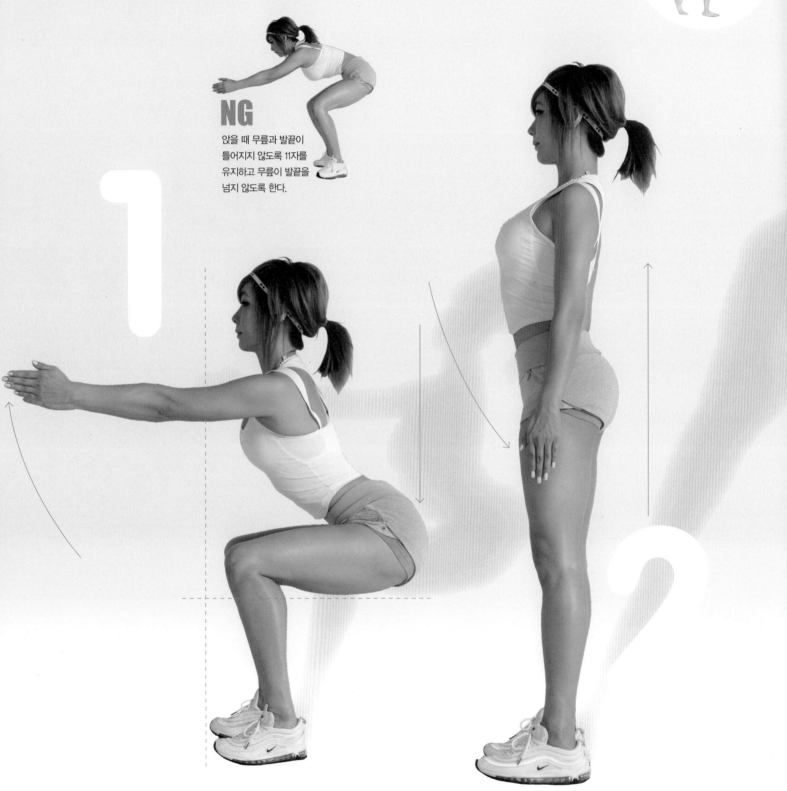

NG

앉을 때 무릎과 발끝이
틀어지지 않도록 11자를
유지하고 무릎이 발끝을
넘지 않도록 한다.

1 들숨 다리는 어깨넓이로 벌리고 무릎과 발끝이 정면을 향한 상
태에서 상체를 곧게 펴고 허벅지가 바닥과 수평이 되도록 엉덩
이를 내린다. 이때 체중을 뒤꿈치에 두고 허벅지, 엉덩이 근육
을 늘려준다.

2 날숨 허벅지와 엉덩이 근육을 수축시키며 일어선다.

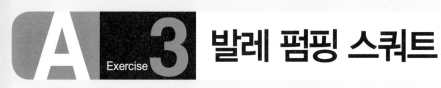

운동 횟수 | 각 방향 8회 | **2set**

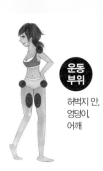

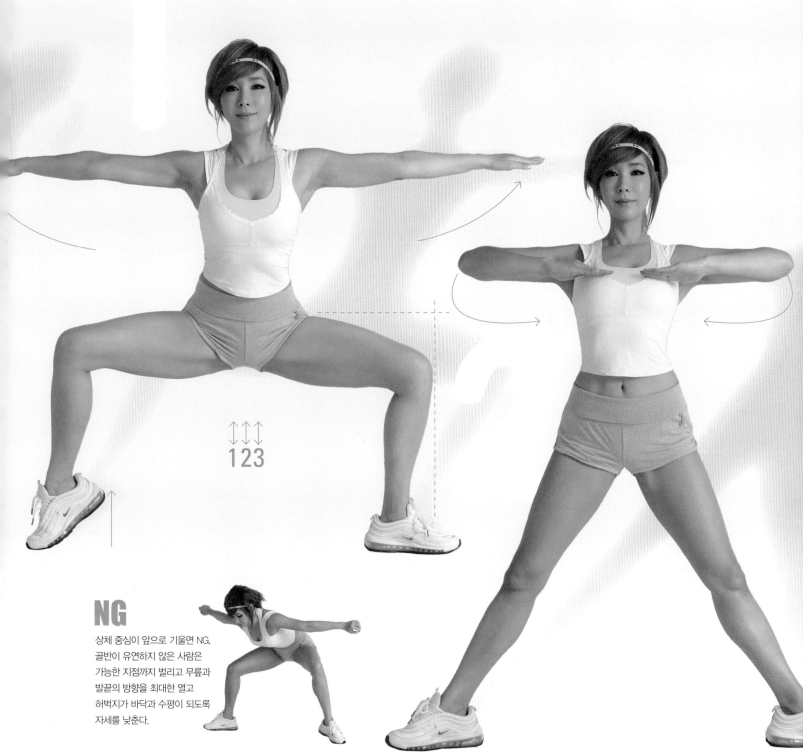

↑↑↑
1 2 3

NG

상체 중심이 앞으로 기울면 NG.
골반이 유연하지 않은 사람은
가능한 지점까지 벌리고 무릎과
발끝의 방향을 최대한 열고
허벅지가 바닥과 수평이 되도록
자세를 낮춘다.

1 들숨 두 팔을 어깨와 일직선이 되게 벌리고 무릎과 발끝을 옆으로 열어 상체를 세운 상태로 허벅지가 바닥과 수평이 되는 지점까지 앉는다. 이때 무릎을 직각으로 구부리고 한쪽 발의 뒤꿈치를 든 상태에서 엉덩이를 위아래로 부드럽고 짧게 3번 눌러 최대한 허벅지 안쪽과 엉덩이 근육을 늘려 준다.

2 날숨 사진과 같이 손을 가슴쪽으로 모음과 동시에 허벅지 안쪽과 엉덩이 근육을 수축시키며 일어선다.
※ 이와 같이 ①~②를 연결하여 좌우 교대로 실시한다.

15

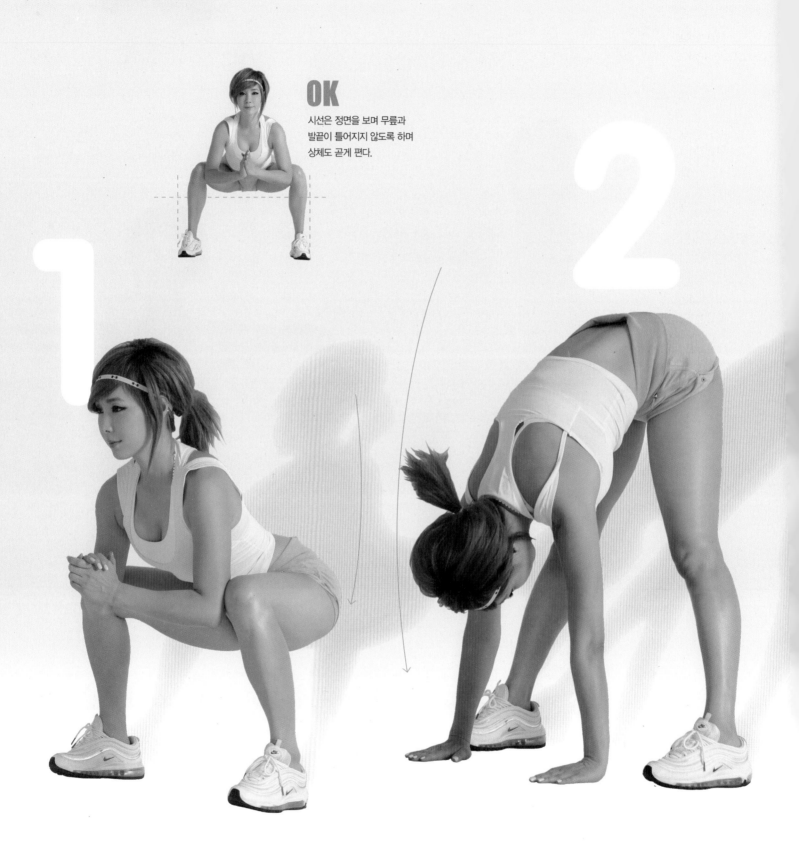

OK

시선은 정면을 보며 무릎과
발끝이 틀어지지 않도록 하며
상체도 곧게 편다.

1 들숨 다리는 어깨보다 넓게 벌리고 무릎과 발끝은 11자를 유지하
고 바닥과 수평이 되는 지점까지 허벅지와 엉덩이 근육을 늘리며
앉는다. 이때 팔꿈치로 무릎이 11자를 유지할 수 있도록 하며 두
손을 모은다.

2 날숨 ①의 자세에서 바로 두 손을 바닥을 짚으며 상체를 숙이고
다리를 편다.

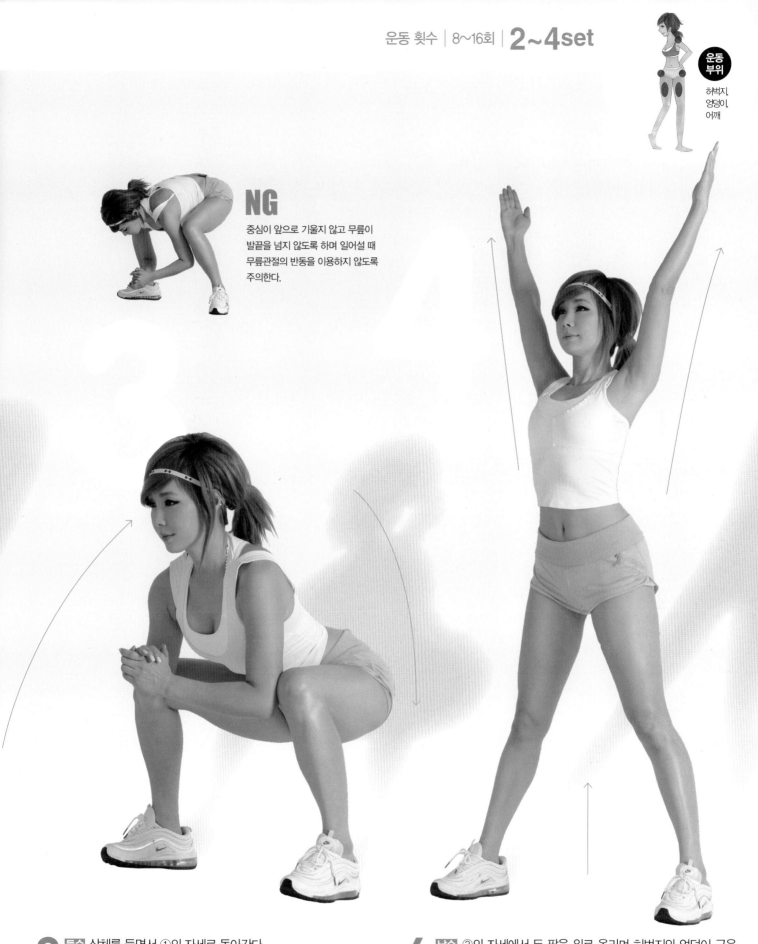

NG

중심이 앞으로 기울지 않고 무릎이
발끝을 넘지 않도록 하며 일어설 때
무릎관절의 반동을 이용하지 않도록
주의한다.

3 들숨 상체를 들면서 ①의 자세로 돌아간다.

4 날숨 ③의 자세에서 두 팔을 위로 올리며 허벅지와 엉덩이 근육
을 수축하며 일어선다.
※ ①~④를 연결동작으로 반복한다.

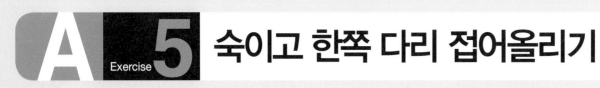

A Exercise 5 숙이고 한쪽 다리 접어올리기

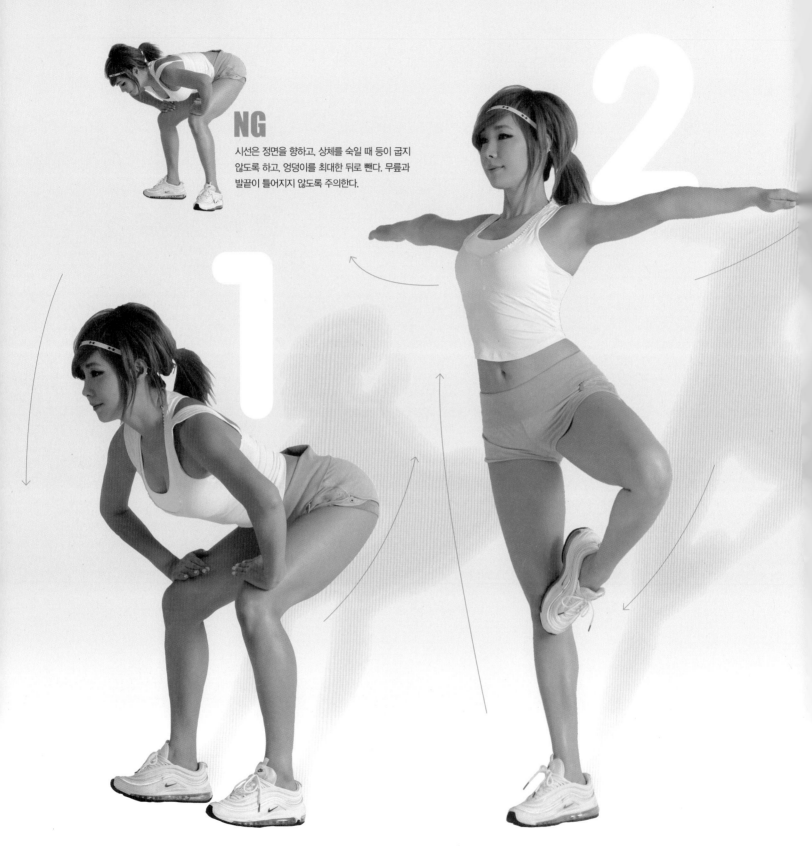

NG

시선은 정면을 향하고, 상체를 숙일 때 등이 굽지 않도록 하고, 엉덩이를 최대한 뒤로 뺀다. 무릎과 발끝이 틀어지지 않도록 주의한다.

1 들숨 다리를 어깨넓이로 벌리고 무릎과 발끝을 정면으로 하여 무릎을 살짝 굽히고 두 손은 허벅지를 짚으며 상체를 편 상태에서 낮춰 허벅지와 엉덩이 근육을 늘려준다. 이때 시선은 자연스럽게 정면을 본다.

2 날숨 ①의 동작에서 연결하여 한쪽 다리를 무릎이 최대한 밖을 향하도록 벌려 접고 두 팔을 옆으로 뻗으며 일어선다.

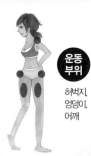

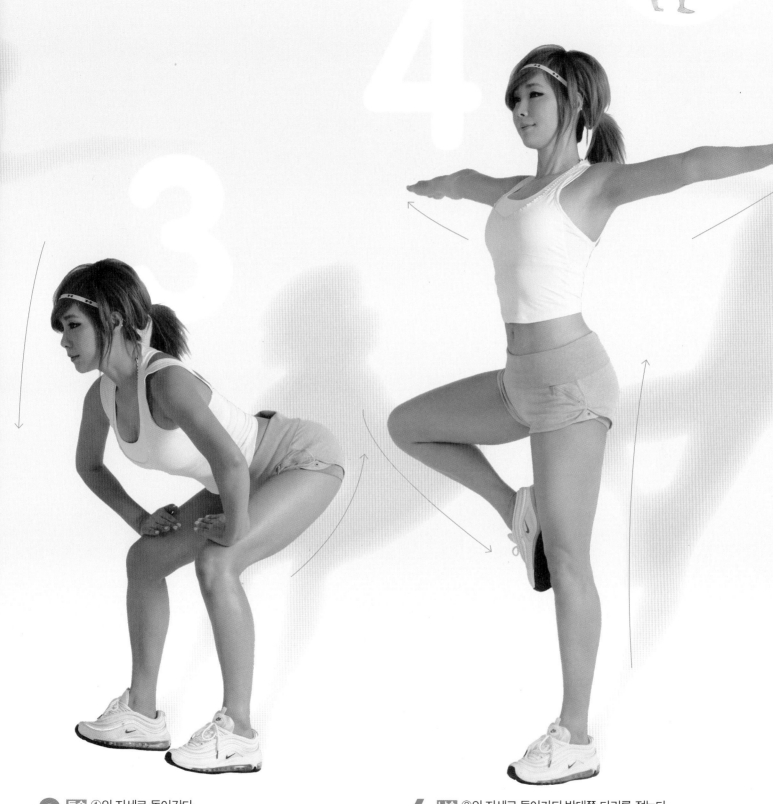

3 들숨 ①의 자세로 돌아간다.

4 날숨 ②의 자세로 돌아가되 반대쪽 다리를 접는다.
※ ①~④의 동작을 연결하여 반복한다.

숙이고 다리 뒤로뻗기

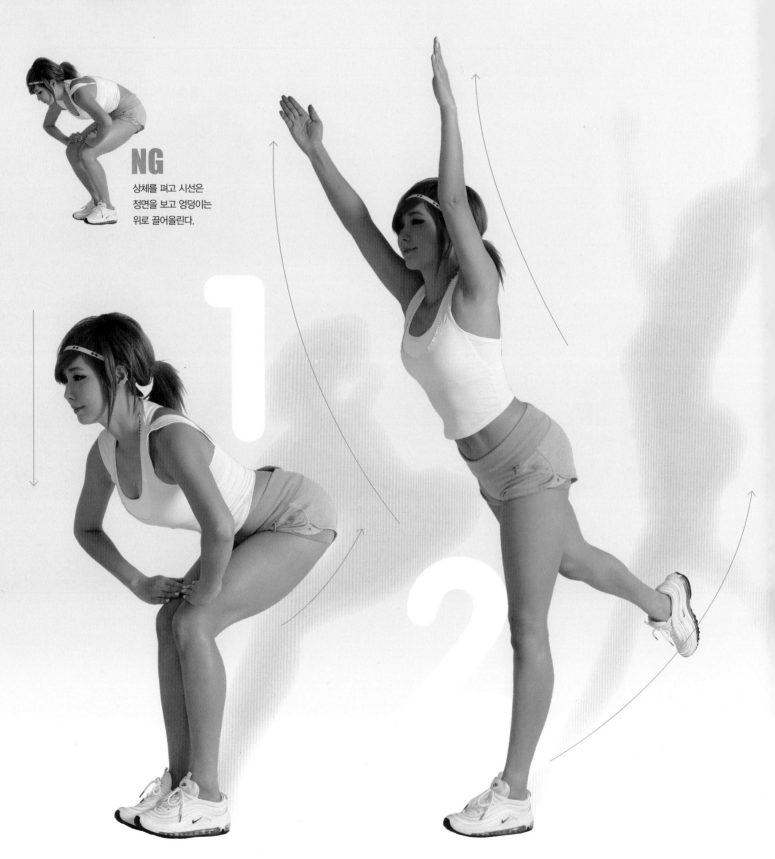

NG

상체를 펴고 시선은
정면을 보고 엉덩이는
위로 끌어올린다.

1 **들숨** 다리를 모으고 양 손은 허벅지 위에 살짝 올리면서 무릎을
구부리고 바닥과 수평이 되는 지점까지 상체를 낮춰 허벅지와 엉
덩이 근육을 늘려준다. 시선은 정면을 본다.

2 **날숨** 다리를 펴고 일어서면서 한쪽 다리를 뒤로 뻗어 올려 엉덩
이, 허벅지 뒷근육을 수축시킴과 동시에 두 팔을 상체와 일직선
이 되도록 머리 위로 올려준다.

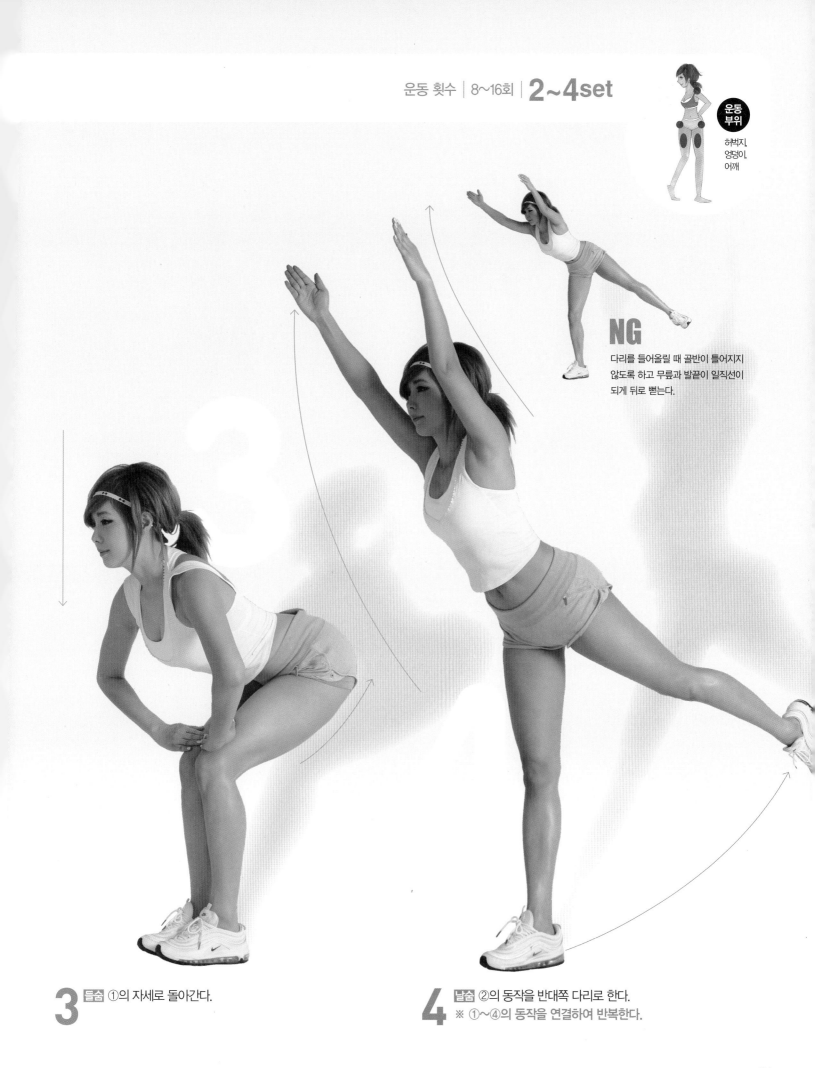

NG

다리를 들어올릴 때 골반이 틀어지지
않도록 하고 무릎과 발끝이 일직선이
되게 뒤로 뻗는다.

3 들숨 ①의 자세로 돌아간다.

4 날숨 ②의 동작을 반대쪽 다리로 한다.
※ ①〜④의 동작을 연결하여 반복한다.

A7 Exercise 와이드 스쿼트&크로스 업

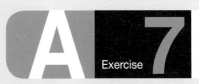

운동 횟수 | 8~16회 | **2~4set**

OK

손바닥을 위로 향하며 상체가 앞으로
숙여지지 않도록 한다.

NG

엉덩이가 안으로 말리거나 무릎과
발끝이 향한 방향이 틀어지지 않도록
골반에 무리가 가지 않는 범위까지
발끝을 옆으로 튼다.

1

123

2

4

1 들숨 발뒤꿈치가 무릎 아래에 놓이도록 다리를 넓게 벌리고 서
서 허벅지가 바닥과 수평이 되는 지점까지 엉덩이를 낮춘 다음
위 아래로 3번 짧고 부드럽게 눌러준다. 이때 발끝과 무릎은 바
깥을 향하고 두 팔은 어깨와 나란하게 옆으로 벌린다.

2 날숨 허벅지 안쪽, 엉덩이 근육을 조이면서 다리를 모아 일어서
고 두 팔을 손바닥이 닿도록 머리 위로 뻗는다.

※ ①~② 동작을 연결하여 좌우 교대로 반복한다.

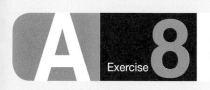

Exercise 8 · 3단계 와이드 웨이브

운동 횟수 | 8회 | **2~4set**

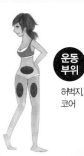

운동
부위

허벅지
코어

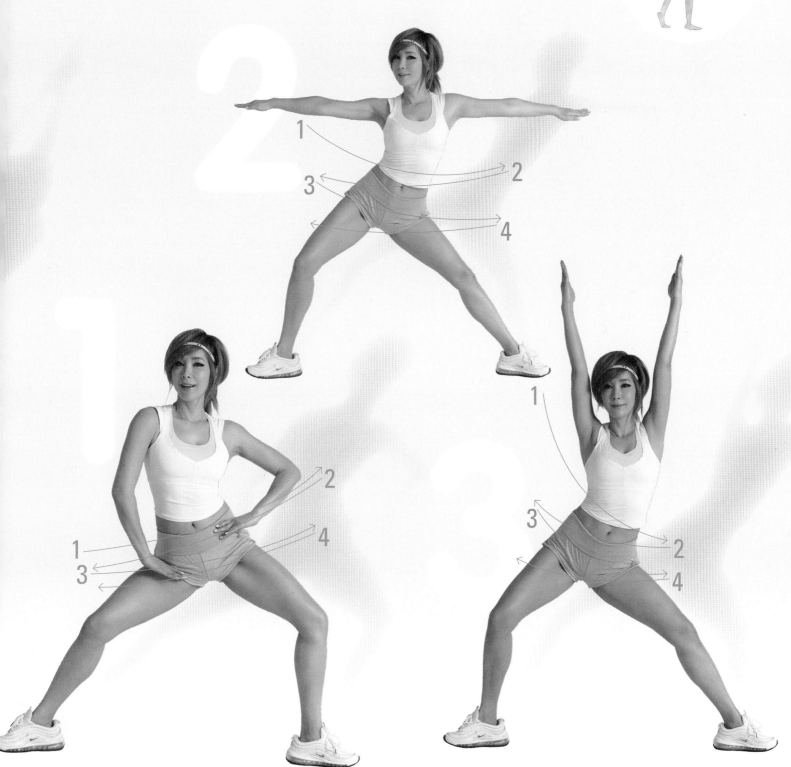

1 두 다리는 발끝이 옆을 향한 상태에서 발목이 무릎 아래에 놓이도록 벌리고 두 손은 골반 위에 얹고 상체를 낮춘다. 허벅지 안쪽, 엉덩이 근육을 늘리며 골반을 좌우로 흔들어준다.

2 두 팔을 벌린 상태에서 ①과 같이 골반을 좌우로 흔든다.

3 두 팔을 머리 위로 올린 상태에서 ①과 같이 골반을 좌우로 흔든다.
※ ①~③의 동작을 연결하여 반복한다.

23

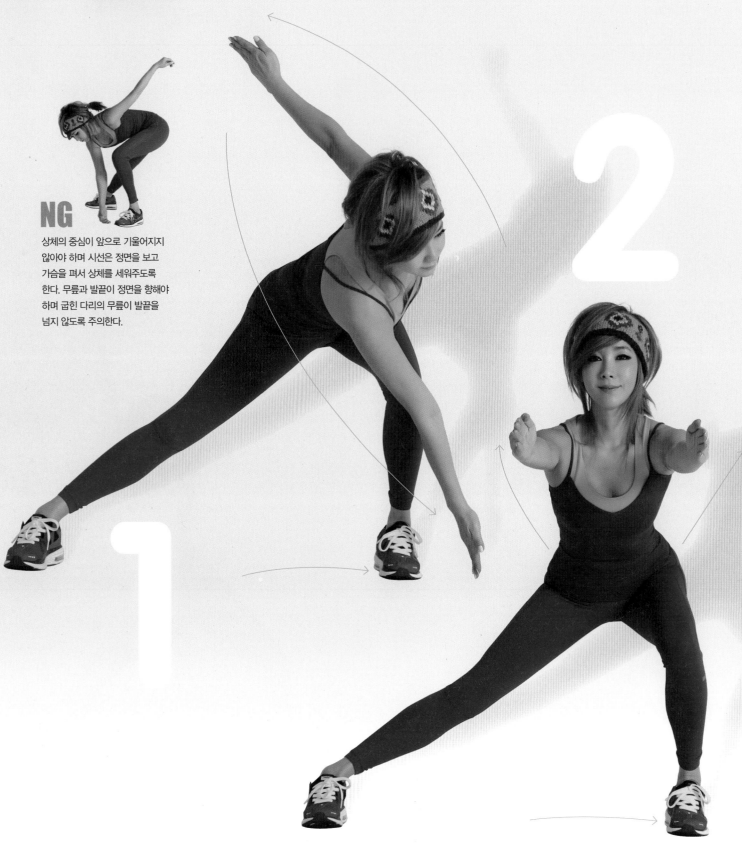

NG

상체의 중심이 앞으로 기울어지지
않아야 하며 시선은 정면을 보고
가슴을 펴서 상체를 세워주도록
한다. 무릎과 발끝이 정면을 향해야
하며 굽힌 다리의 무릎이 발끝을
넘지 않도록 주의한다.

1 두 다리를 넓게 벌리고 무릎과 발끝이 정면을 향한 상태에서 한
쪽 다리의 무릎을 구부리면서 체중을 구부린 쪽으로 이동시킴
과 동시에 상체를 숙이면서 두 팔을 아래위로 어긋나게 뻗어 상
체를 비틀어준다.

2 ①의 자세에서 두 팔을 앞으로 옮기고 상체를 세운다. 이때 뒤
꿈치에 체중을 싣는다.

운동
부위

허벅지
엉덩이,
코어, 등

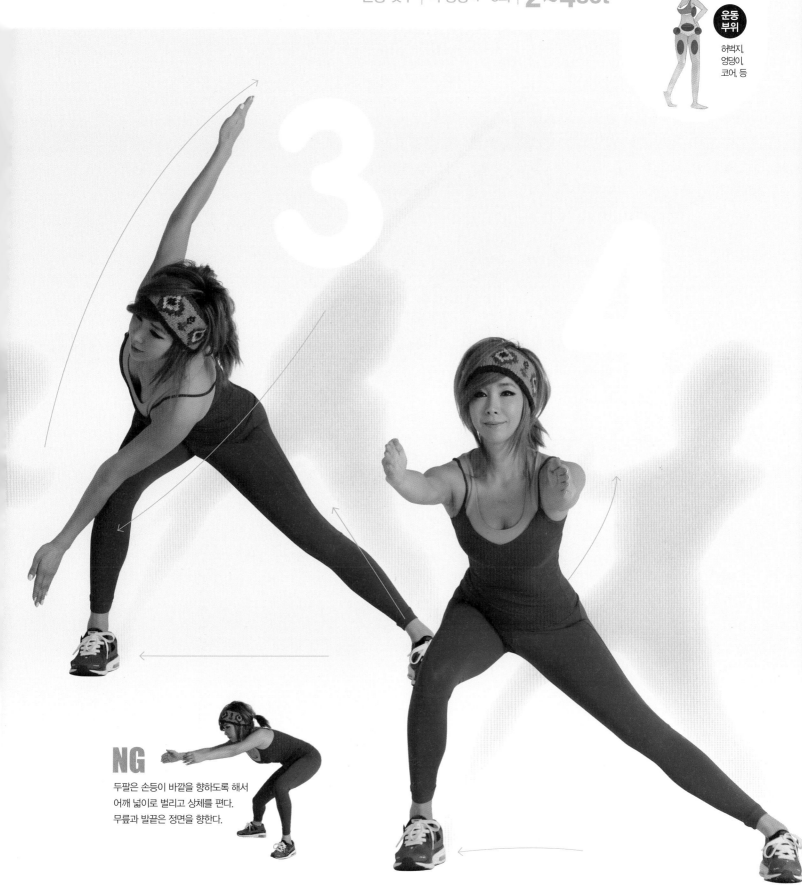

NG

두팔은 손등이 바깥을 향하도록 해서
어깨 넓이로 벌리고 상체를 편다.
무릎과 발끝은 정면을 향한다.

3 ①의 동작을 같은 방식으로 반대쪽으로 한다.

4 ②의 동작을 같은 방식으로 반대쪽으로 한다.
※ ①~②를 연결하여 반복한 다음 ③~④를 연결하여 같은 횟
수만큼 반복한다.
※ 호흡은 상체를 숙이면서 날숨, 상체를 세우면서 들숨.

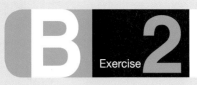

상체 숙여 다리 교차 뻗기

Exercise **2**

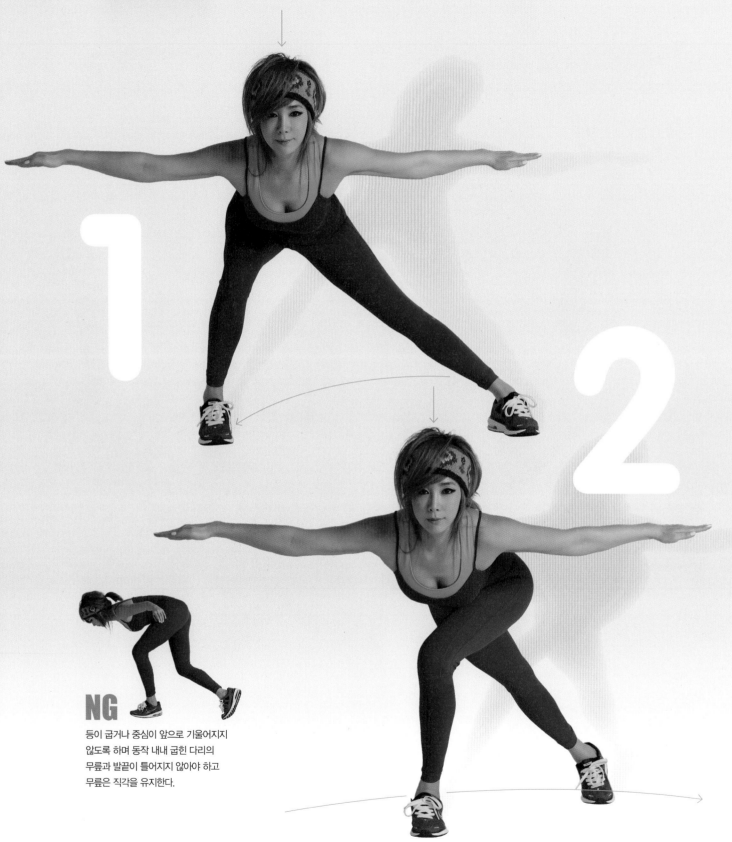

NG
등이 굽거나 중심이 앞으로 기울어지지
않도록 하며 동작 내내 굽힌 다리의
무릎과 발끝이 틀어지지 않아야 하고
무릎은 직각을 유지한다.

1 무릎과 발끝은 정면을 향하도록 하고 보폭은 최대한 벌린다. 체중을 앞발의 뒤꿈치에 실어 상체를 옆으로 밀듯이 하면서 자세를 낮춘다. 두 팔은 수평으로 벌리고 등을 곧게 펴고 바닥과 수평이 되도록 상체를 숙인다.

2 ①~②의 교차 지점에서 숨을 내뱉으며 옆으로 뻗었던 다리를 대각선 뒷 방향으로 최대한 멀리 보낸다.

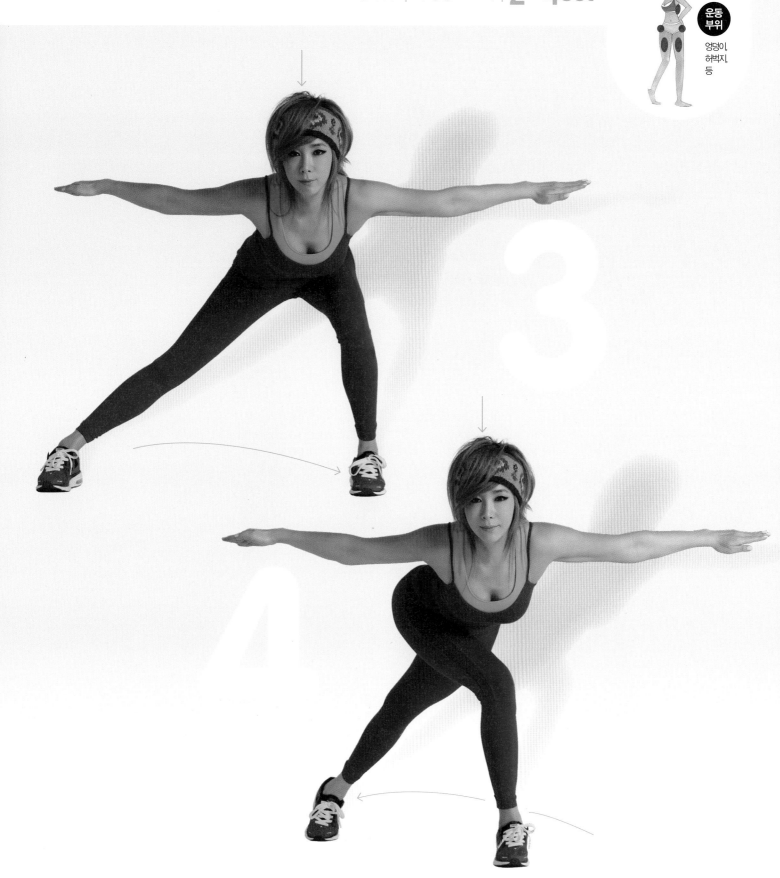

3 ①의 동작을 같은 방식으로 반대쪽으로 한다.

4 ②의 동작을 같은 방식으로 반대쪽으로 한다.
※ ①~②를 연결하여 반복한 후 ③~④를 연결하여 같은 횟수
만큼 반복한다.
※ 호흡은 상체를 숙이면서 날숨, 상체를 세우면서 들숨.

상체 틀어 숙이고 다리 들어올리기

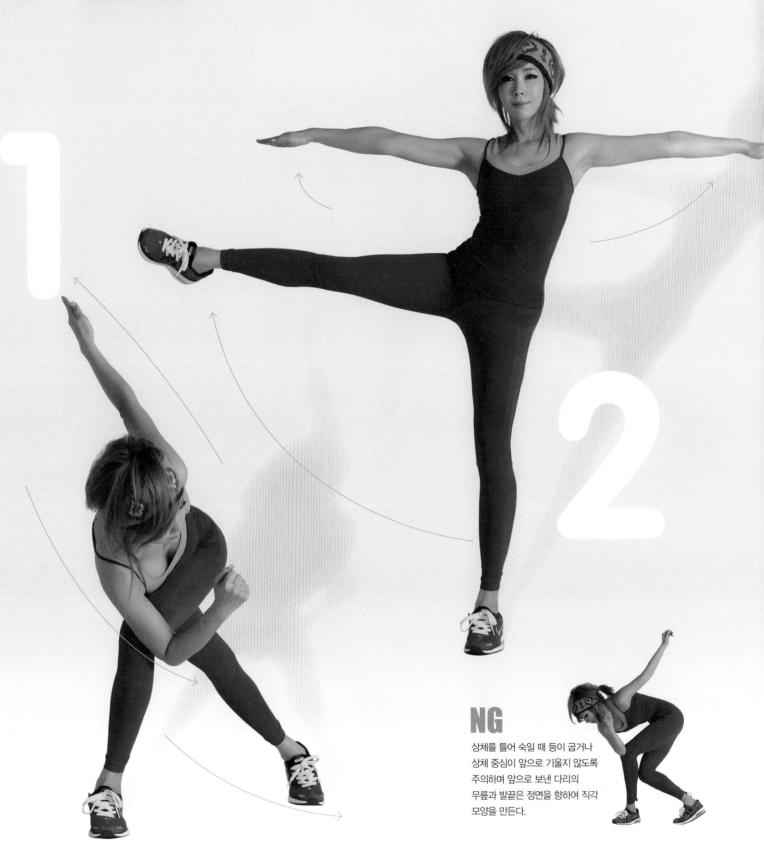

NG

상체를 틀어 숙일 때 등이 굽거나 상체 중심이 앞으로 기울지 않도록 주의하며 앞으로 보낸 다리의 무릎과 발끝은 정면을 향하여 직각 모양을 만든다.

1 다리가 X자 모양이 되도록 한쪽 다리를 대각선 뒤로 멀리 뻗는다. 앞다리의 무릎과 발끝은 정면을 향하고 팔을 사진과 같이 회전시키면서 상체를 낮추면서 비틀어준다.

2 앞다리를 축으로 삼아 뒤로 뻗었던 다리를 발등이 정면을 향하도록 해서 옆으로 최대한 높이 들어올려 허벅지,엉덩이,옆구리 근육을 수축시켜준다.

운동
부위

허벅지,
엉덩이,
코어, 등,
가슴

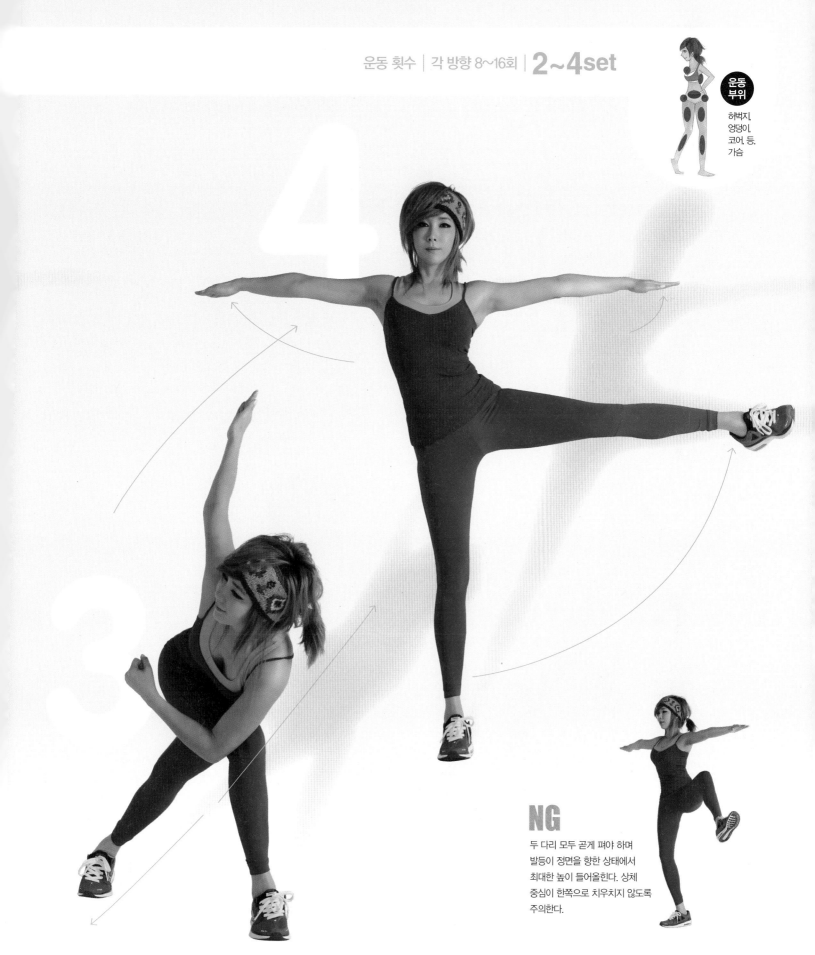

NG

두 다리 모두 곧게 펴야 하며
발등이 정면을 향한 상태에서
최대한 높이 들어올린다. 상체
중심이 한쪽으로 치우치지 않도록
주의한다.

3 ①의 동작을 같은 방식으로 반대방향으로 한다.

4 ②의 동작을 같은 방식으로 반대방향으로 한다.
※ ①~②를 연결하여 반복한 후 ③~④를 연결하여 반대방향
으로 같은 횟수만큼 반복한다.
※ 호흡은 다리를 들면서 날숨, 다리를 내리면서 들숨.

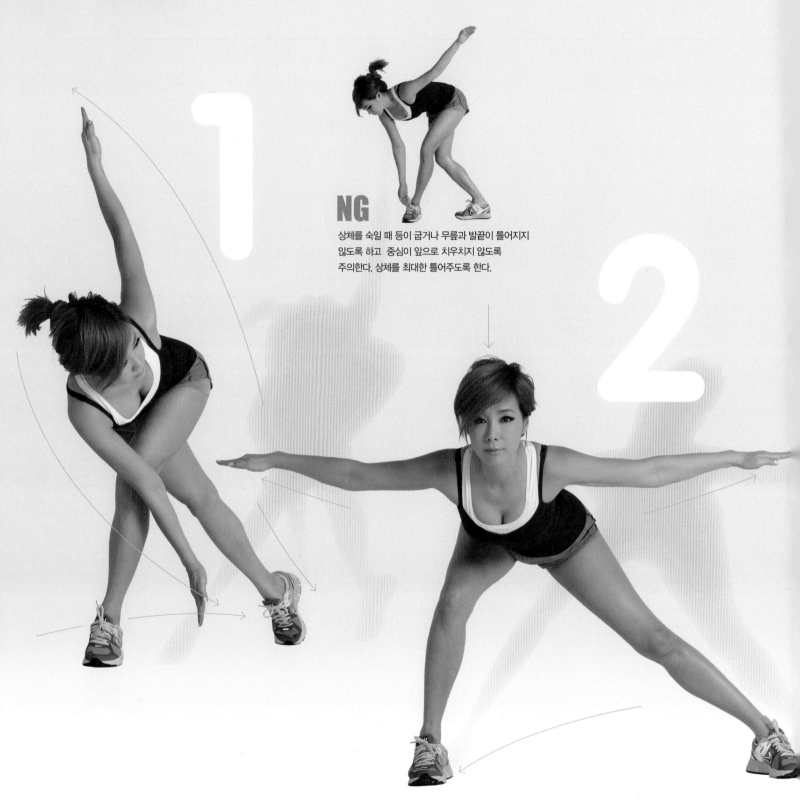

NG

상체를 숙일 때 등이 굽거나 무릎과 발끝이 틀어지지 않도록 하고 중심이 앞으로 치우치지 않도록 주의한다. 상체를 최대한 틀어주도록 한다.

1 한쪽 다리를 대각선으로 뒤로 최대한 멀리 뻗으면서 상체를 낮추고 팔을 최전시키면서 상체를 비튼다.

2 뒤로 뻗었던 다리를 당겨 옆으로 멀리 뻗고, 두 팔은 어깨와 일직선이 되게 벌리고, 등은 곧게 편 상태에서 바닥과 수평이 되도록 숙인다.

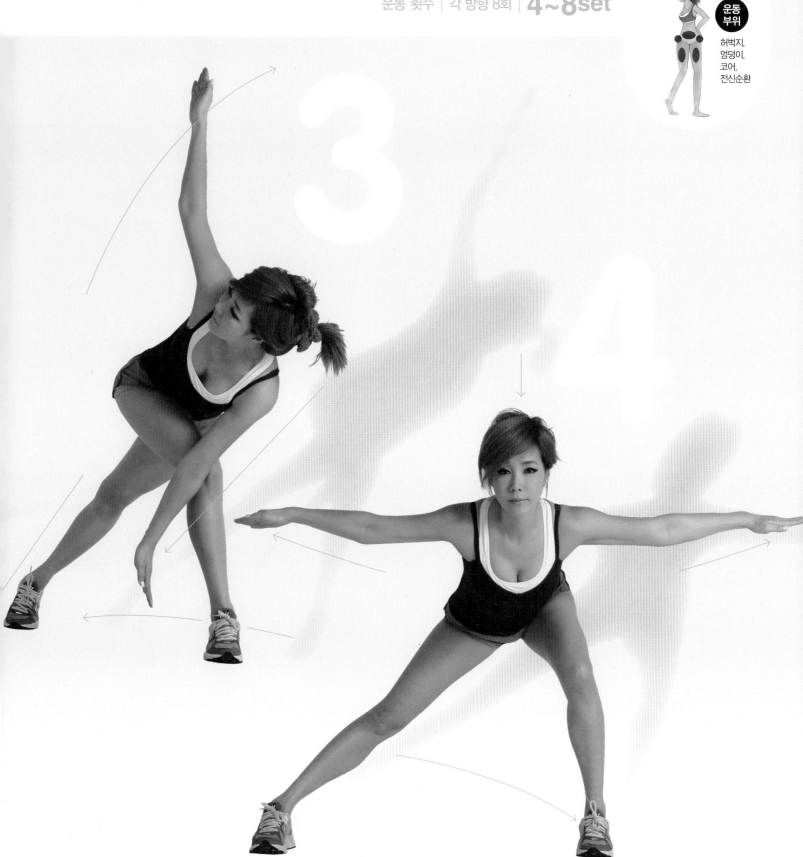

3 ①의 동작을 반대 방향으로 실시한다.

4 ②의 동작을 반대 방향으로 실시한다.
※ ①~②를 연결하여 반복한 후 ③~④를 연결하여 반복한다.
각 방향으로 8회씩 번갈아 휴식 없이 4~8세트 반복한다.
※ 호흡은 상체를 숙이면서 날숨, 상체를 세우면서 들숨.

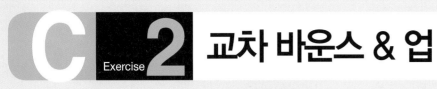

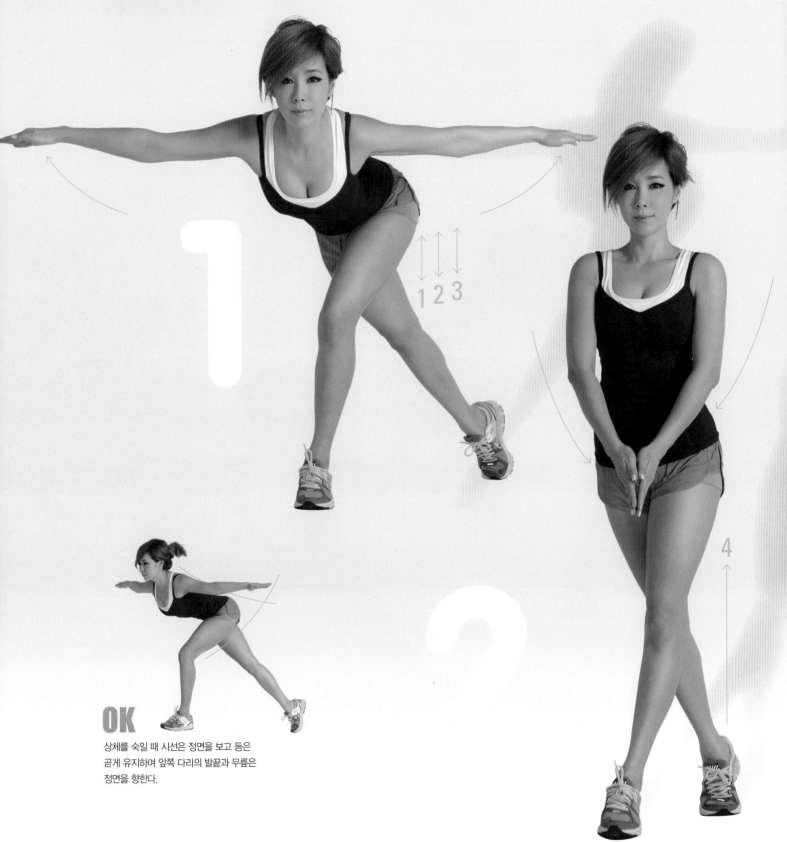

OK

상체를 숙일 때 시선은 정면을 보고 등은
곧게 유지하며 앞쪽 다리의 발끝과 무릎은
정면을 향한다.

1 호흡은 짧고 자연스럽게 다리를 대각선 뒤로 멀리 뻗고 앞쪽 다리
는 무릎을 직각으로 접는다. 동시에 두 팔은 어깨와 수평으로
벌리고 상체는 곧게 편 상태에서 바닥과 수평이 되도록 숙인다.
이 자세에서 상체를 짧고 부드럽게 3번 누른다.

2 날숨 ①의 자세에서 허벅지 안쪽에 힘을 주고 뒤쪽 다리를 끌어
당기며 천천히 몸을 세운다.

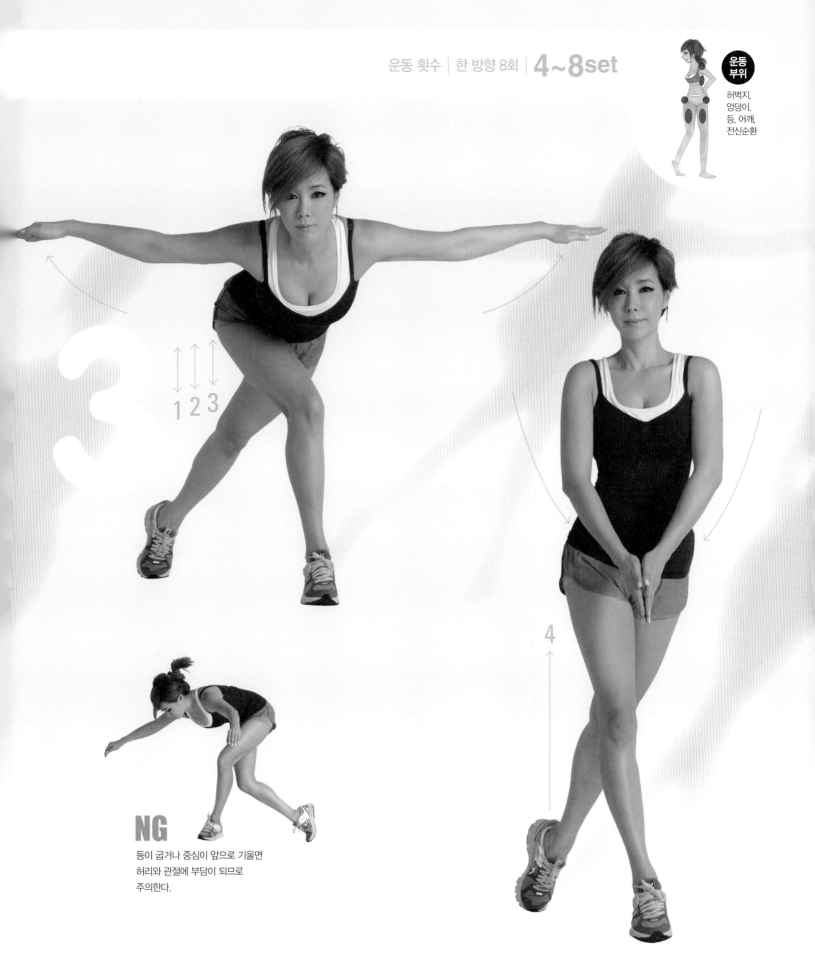

3 1 2 3

NG
등이 굽거나 중심이 앞으로 기울면
허리와 관절에 부담이 되므로
주의한다.

4

3 호흡은 짧고 자연스럽게 ①의 동작을 반대방향으로 실시한다.

4 낱숨 ②의 동작을 반대방향으로 실시한다.
※ ①~②의 동작을 연결하여 반복한 다음 ③~④를 연결하여
같은 횟수만큼 반복한다.

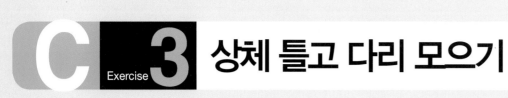

C Exercise 3 상체 틀고 다리 모으기

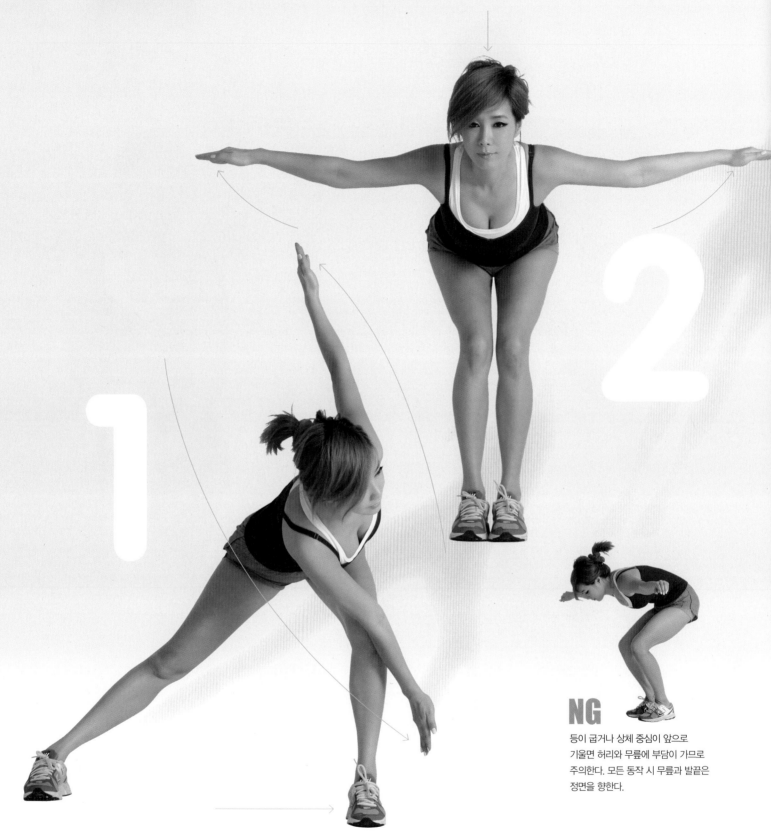

NG
등이 굽거나 상체 중심이 앞으로
기울면 허리와 무릎에 부담이 가므로
주의한다. 모든 동작 시 무릎과 발끝은
정면을 향한다.

1 한쪽 다리를 옮겨 다리를 넓게 벌리면서 체중도 함께 옮긴다.
옮긴 다리의 무릎을 구부리고 상체를 숙이면서 두 팔을 회전시
켜 상체를 비틀어준다. 이때 발뒤꿈치에 체중을 싣는다.

2 상체를 숙인 자세를 유지하면서 벌렸던 다리를 당겨 모으고 두
팔을 수평으로 원위치한다. 이때 허벅지 안쪽은 조여주고 엉덩
이는 위로 들어올려 허벅지 뒤를 늘려준다.

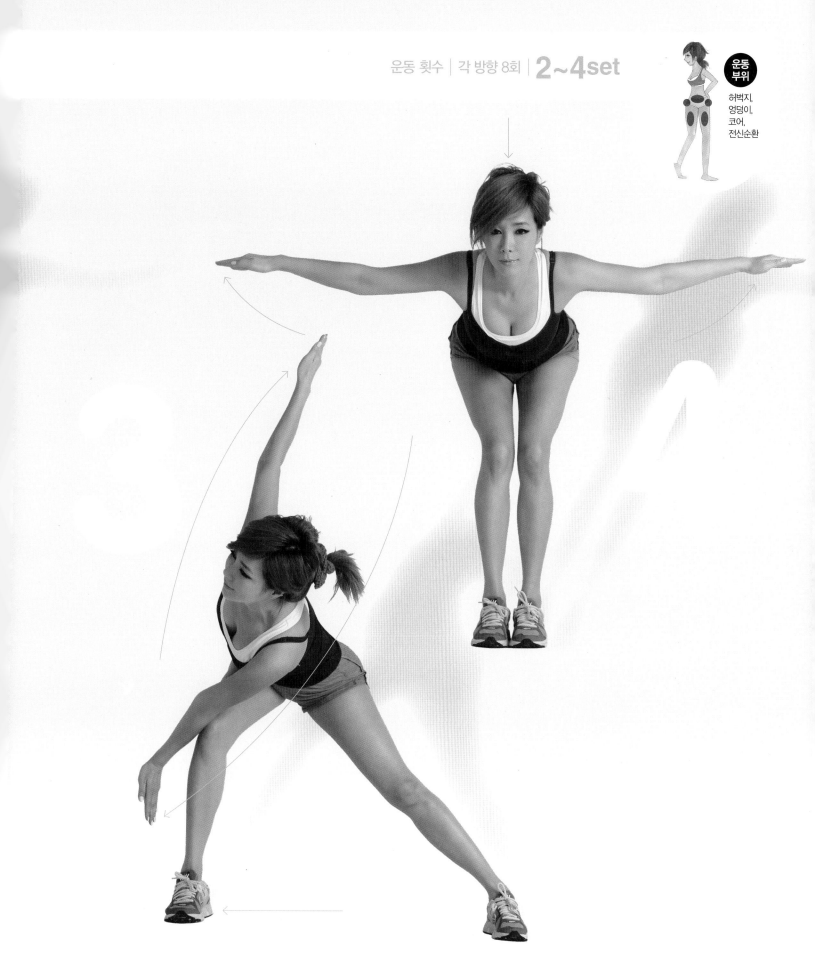

운동
부위

허벅지,
엉덩이,
코어,
전신순환

3 ①의 동작을 반대 방향으로 실시한다.

4 ②의 동작을 반대방향으로 실시한다.
※ ①~②를 연결동작으로 반복한 후 ③~④를 연결동작으로
같은 횟수만큼 반복한다.
※ 호흡은 상체를 비틀면서 날숨, 상체를 바로하면서 들숨.

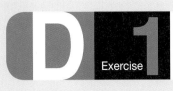

한 다리 접어 앞뒤로 뻗기

D Exercise 1

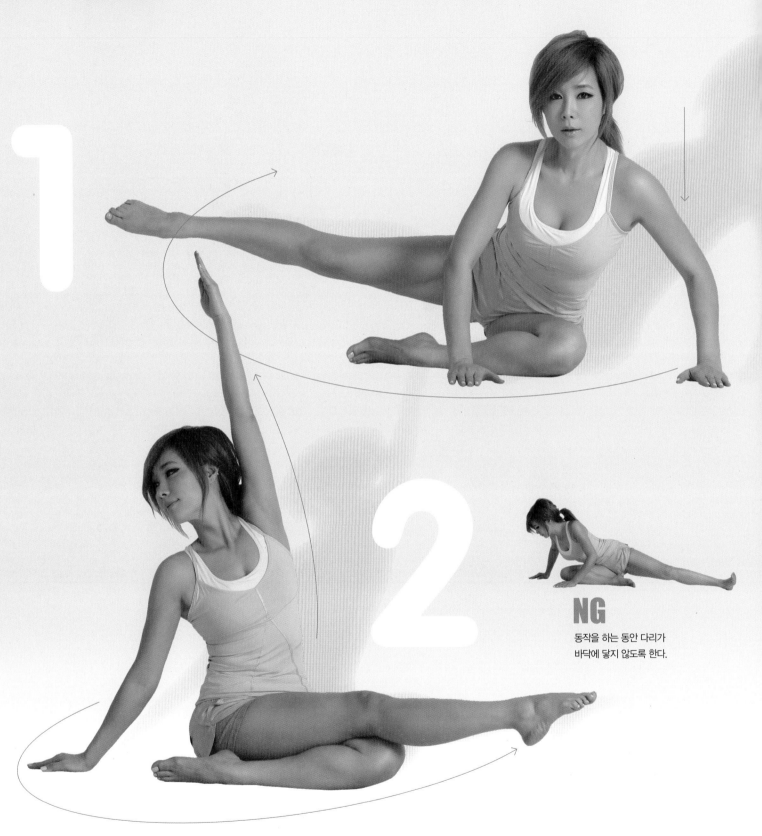

NG
동작을 하는 동안 다리가
바닥에 닿지 않도록 한다.

1 **들숨** 양손으로 바닥을 짚은 상태에서 한쪽 다리는 접고 반대쪽 다리는 발등과 무릎을 곧게 편 상태로 들어올려 최대한 뒤로 보낸다. 상체는 등을 곧게 편 상태에서 가볍게 숙인다.

2 **날숨** 뒤로 보냈던 다리를 상체를 세우면서 뒤로 뻗었던 다리를 그대로 앞으로 옮기면서 허벅지 안쪽을 수축시킴과 동시에 뻗은 다리의 반대쪽 팔을 위로 쭉 뻗어 옆구리를 늘려준다. 이때 엉덩이가 바닥에서 떨어지지 않도록 한다.

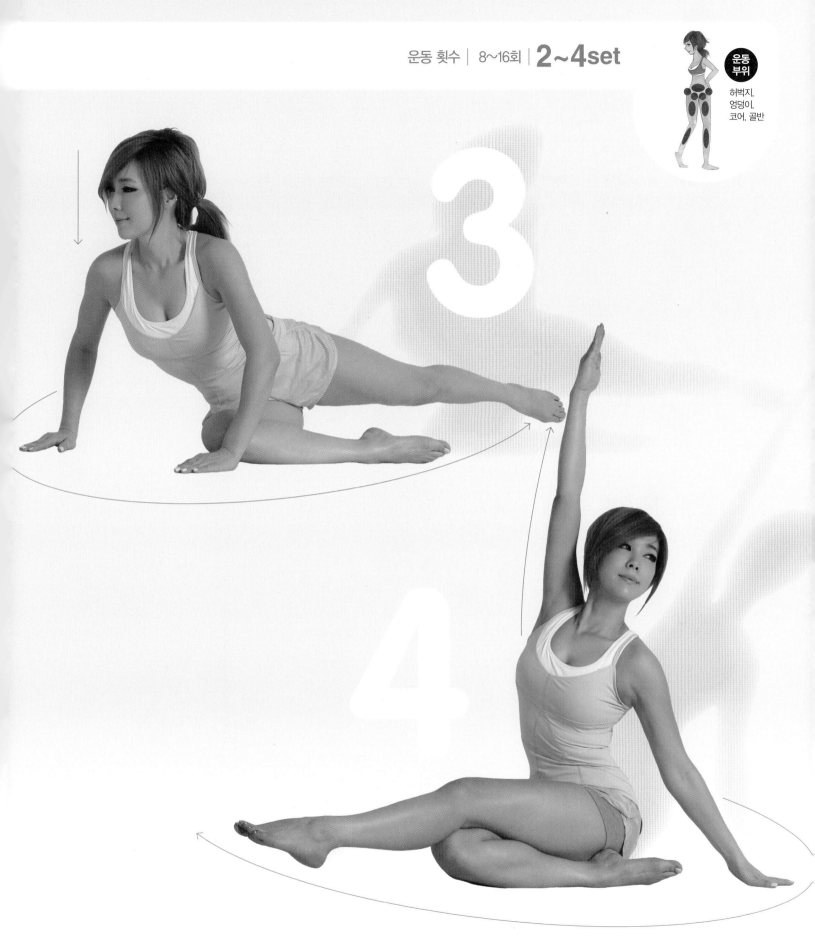

3 들숨 ①의 동작을 다리를 바꿔 반대방향으로 실시한다.

4 날숨 ②의 동작을 반대방향으로 한다.
※ ①~②의 동작을 연결하여 반복한 후 다리를 벌려 ③~④의
동작을 연결하여 같은 횟수만큼 반복한다.

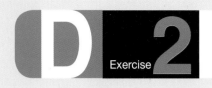

D Exercise 2 모로 누워 다리 뻗기

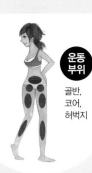

운동 횟수 | 한 방향 8~16회 | **2~4set**

골반, 코어, 허벅지

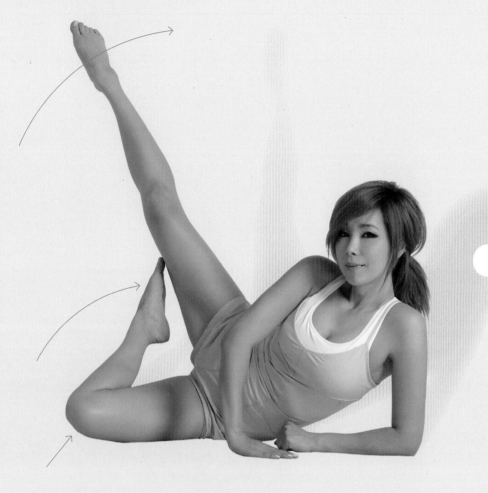

1

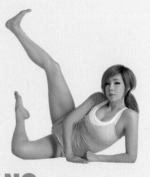

NG

접는 다리와 펴는 다리는 정확하게
구분해서 하고 동작을 하는 동안
중심이 과하게 흔들리지 않도록 한다.

2

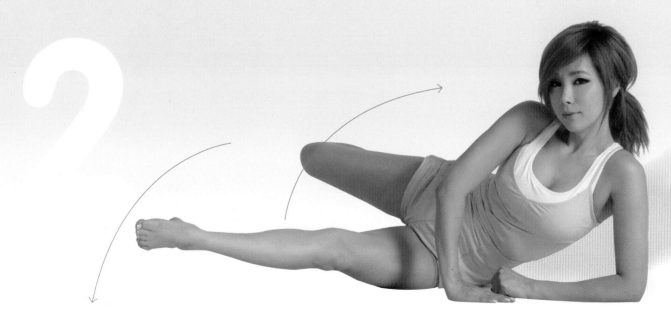

1 팔꿈치를 바닥에 대고 옆으로 누워 아래쪽 다리의 발끝이 위쪽
다리를 지지한 상태에서 모양을 유지하며 위로 들어올려 허벅
지 근육을 자극한다.

2 발등은 정면을 향한 상태에서 위쪽 다리는 뒤로 아래쪽 다리는
앞으로 다리를 찢듯이 최대한 벌려준다.
※ ①~②를 연결 동작으로 반복한 다음 다리를 바꿔 반대 방향
으로 같은 횟수만큼 실시한다.
※ ①~② 모두 호흡은 다리를 들 때 날숨, 내릴 때 들숨.

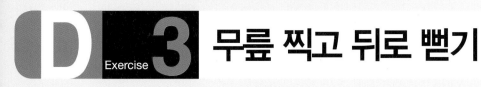

D Exercise 3 무릎 찍고 뒤로 뻗기

운동 횟수 | 한 방향 8~16회 | **2~4set**

운동
부위

골반,
코어,
허벅지

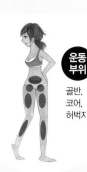

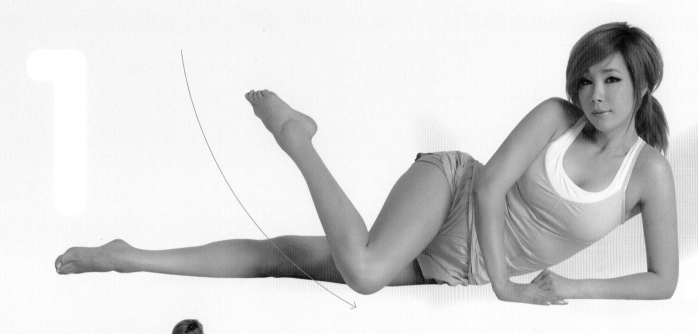

NG

중심을 잘 유지하면서 움직이는 다리는 무릎을
제외하고 바닥에 닿지 않도록 한다

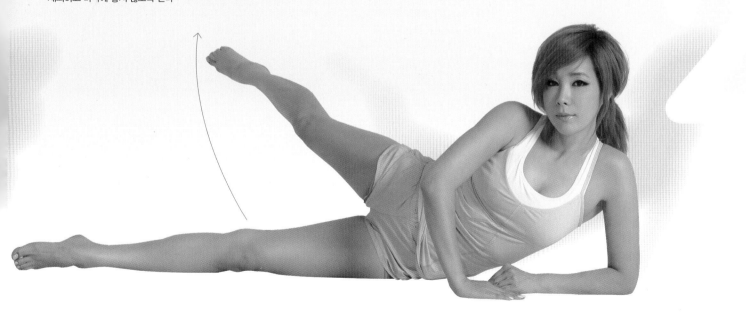

1 들숨 팔꿈치를 바닥에 대고 옆으로 누워 아래쪽 다리는 곧게 뻗
고, 위쪽 다리는 접어 무릎을 아래로 내리며 허벅지 안쪽을 수축
한다. 이때 발등을 곧게 펴 발끝이 정강이와 일직선이 되게 한
다.

2 날숨 접어서 내렸던 다리를 최대한 뒤쪽으로 곧게 뻗어 허벅지
뒤와 엉덩이 근육을 수축시킨다.
※ ①~②를 연결하여 반복한 다음 반대방향으로 같은 횟수만
큼 실시한다.

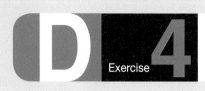

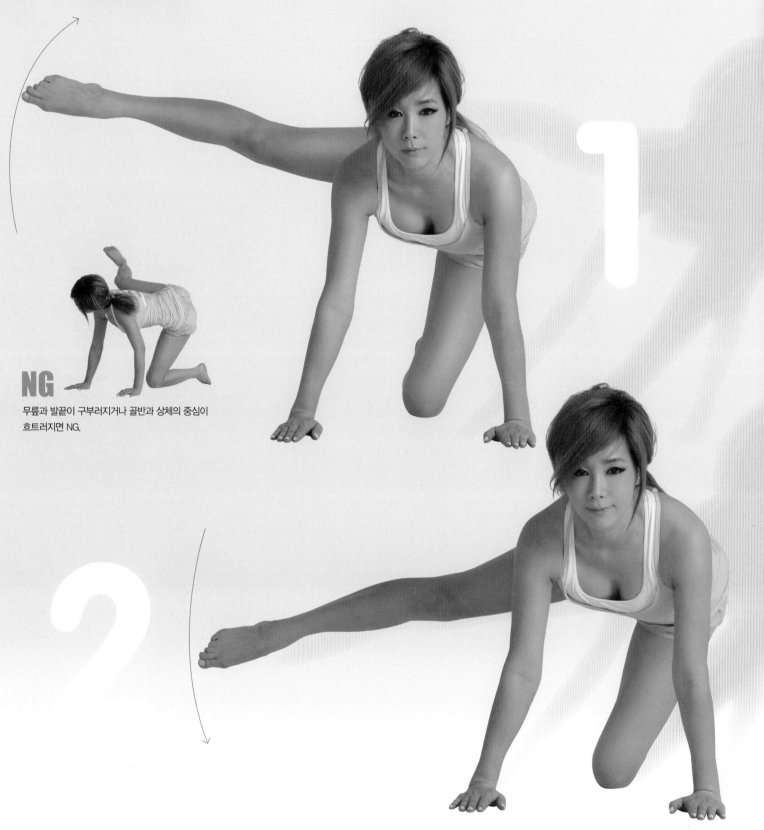

NG
무릎과 발끝이 구부러지거나 골반과 상체의 중심이
흐트러지면 NG.

1 **날숨** 양손으로 바닥을 짚고 한쪽 다리의 무릎은 바닥에 대고 반
대쪽 다리는 곧게 편 상태에서 엉덩이와 허벅지를 수축시키며
옆으로 들어올린다.

2 **들숨** ①에서 수축시켰던 근육을 이완하면서 바닥에 닿기 전까
지 다리를 내린다.

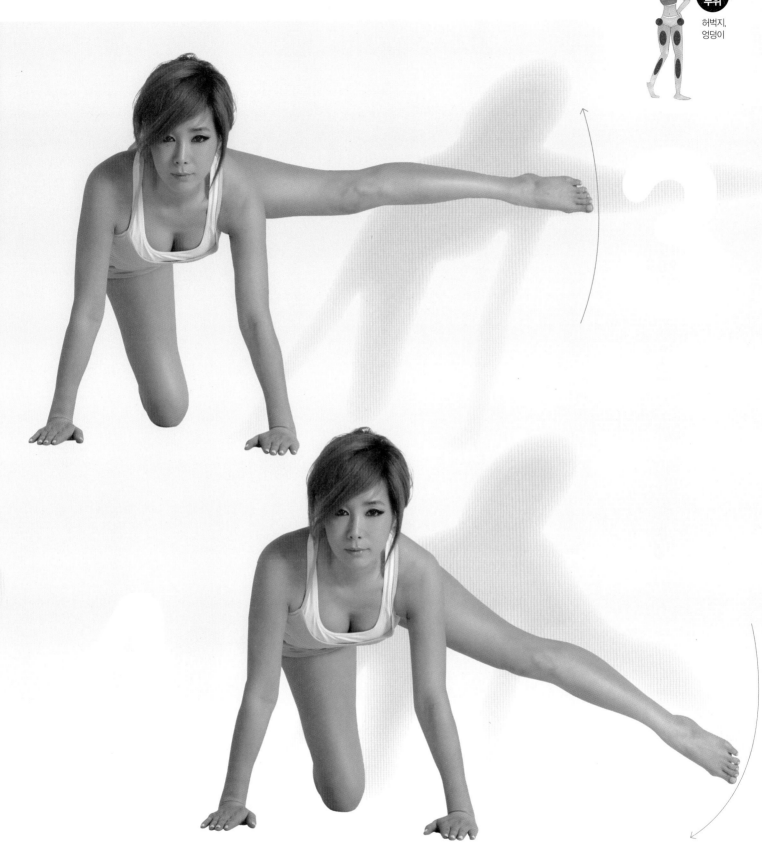

3 날숨 ①의 동작을 반대방향으로 실시한다.

4 들숨 ②와 같이 바닥에 닿기 전까지 내린다.
※ ①~②를 연결하여 반복한 후 방향을 바꾸어 ③~④를 연결
하여 같은 횟수만큼 실시한다.

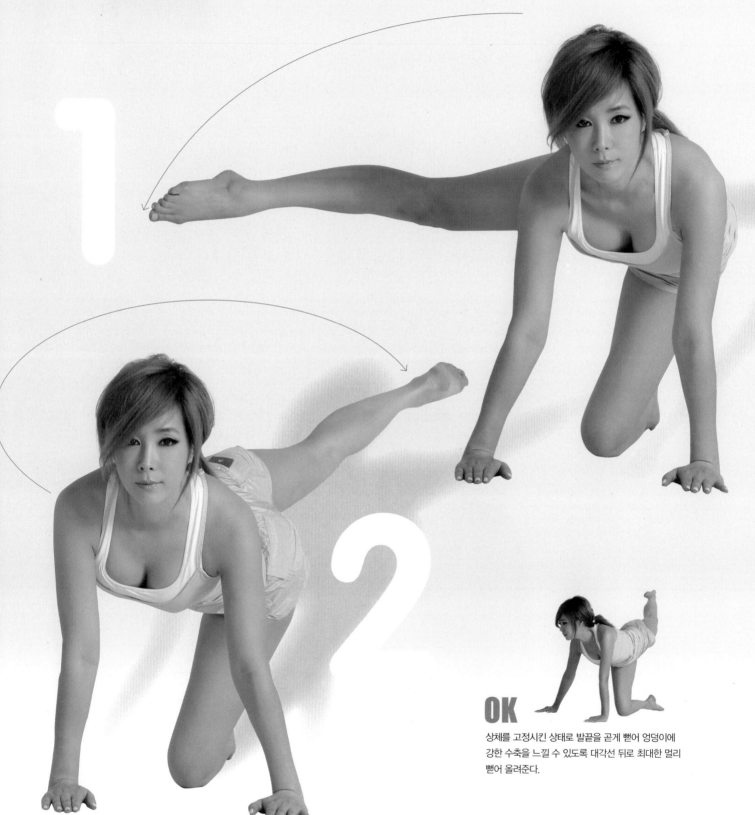

OK

상체를 고정시킨 상태로 발끝을 곧게 뻗어 엉덩이에
강한 수축을 느낄 수 있도록 대각선 뒤로 최대한 멀리
뻗어 올려준다.

1 날숨 양손으로 바닥을 짚고 엎드린 상태에서 한쪽 다리를 들고
무릎과 발끝을 곧게 펴 최대한 앞으로 끌어당겨 허벅지와 엉덩
이 근육을 늘려준다.

2 들숨 앞으로 보냈던 다리를 최대한 뒤로 멀리 뻗어 몸통근육은
늘리고 허벅지와 엉덩이 근육은 수축시킨다.

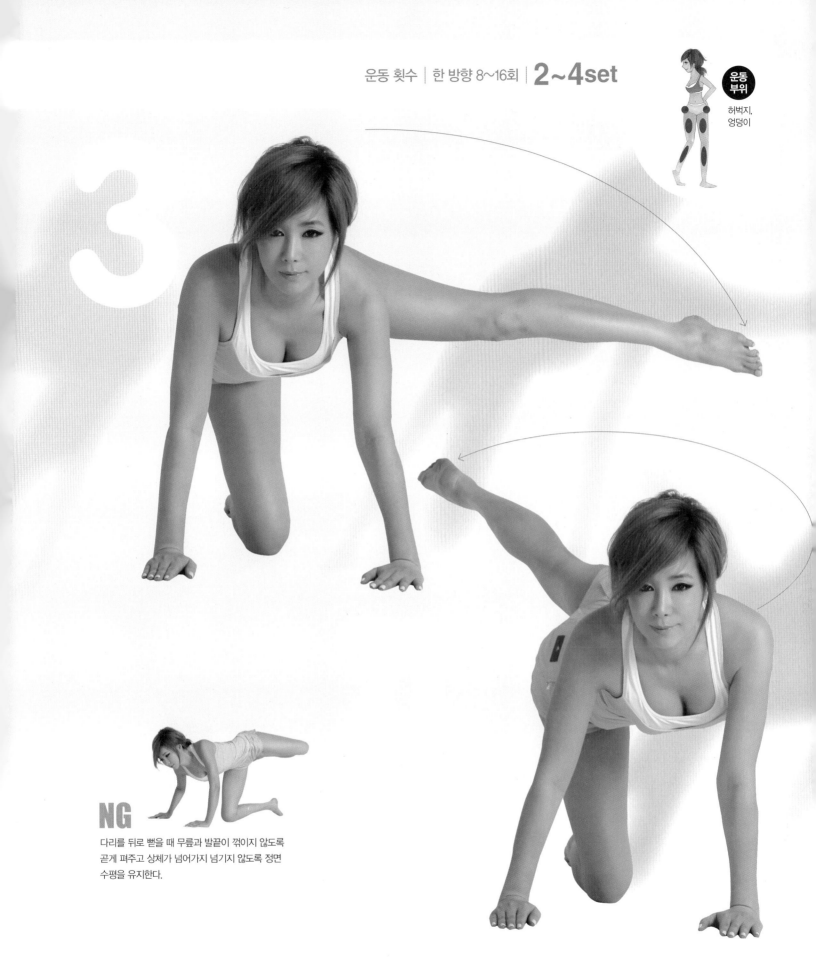

NG

다리를 뒤로 뻗을 때 무릎과 발끝이 꺾이지 않도록
곧게 펴주고 상체가 넘어가지 넘기지 않도록 정면
수평을 유지한다.

3 낱숨 ①의 동작을 다리를 바꿔 실시한다.

4 틀숨 ②의 동작을 다리를 바꿔 실시한다.
※ ①~②를 연결하여 반복한 후 다리를 바꿔 ③~④를 연결하
여 같은 횟수만큼 실시한다.

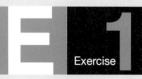 **Exercise 1** # 상체 숙이고 발차기

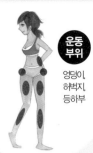

운동 횟수 | 방향 당 20회씩 | **4~8set**

NG
두 발 사이의 거리가 너무 가깝거나 멀지 않도록 주의한다.

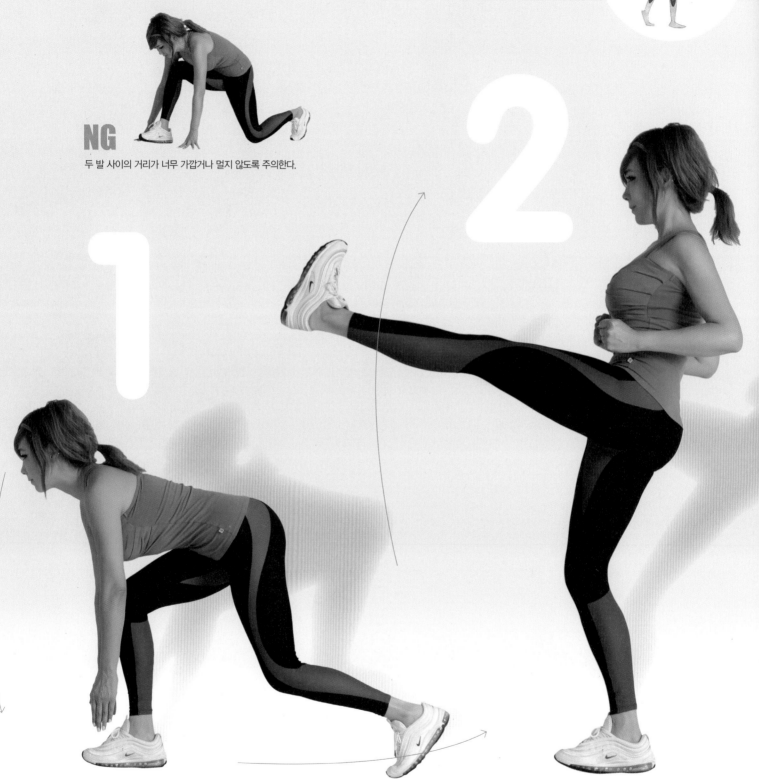

1 **들숨** 다리를 앞뒤로 벌리고 무릎을 구부리며 상체를 숙여 두 손을 아래로 터치하듯 뻗어 내린다.

2 **날숨** 뒤쪽 다리를 앞으로 차올리며 상체를 일으켜 세운다.
※ ①~ ②를 연결하여 숙이고 발차올리기를 빠르게 반복한 후 다리를 바꿔 같은 횟수만큼 반복한다.
※ 이 동작은 가볍고 빠르게 해서 심박을 올리고 몸을 덥히는 것이 포인트.

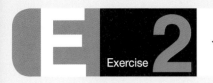

터 Exercise 2 상체 숙여 다리 뻗기

운동 횟수 | 16회 | **2~4set**

운동
부위

엉덩이,
허벅지

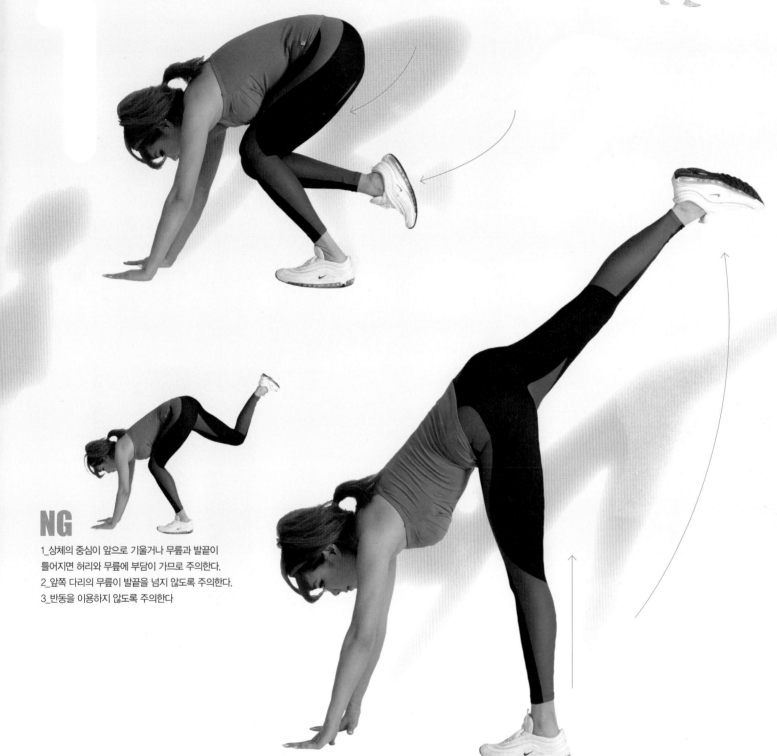

NG

1_상체의 중심이 앞으로 기울거나 무릎과 발끝이
틀어지면 허리와 무릎에 부담이 가므로 주의한다.
2_앞쪽 다리의 무릎이 발끝을 넘지 않도록 주의한다.
3_반동을 이용하지 않도록 주의한다

1 들숨 두 손으로 바닥을 짚고 웅크리듯 엎드린 상태에서 한쪽 다
리를 가볍게 들고 가슴 쪽으로 끌어당겨 허벅지 뒤쪽 근육을 늘
려준다.

2 날숨 두 다리를 모두 곧게 펴면서 끌어당겼던 다리를 뒤로 쭉
내뻗어 엉덩이와 허벅지를 수축시킨다.
※ ①~②를 연결하여 한쪽 방향을 끝낸 후 다리를 바꿔 반대쪽
으로 동일한 횟수만큼 반복한다.

터 Exercise 3 백런지

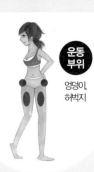

운동 횟수 | 방향당 8~16회 | **2~4set**

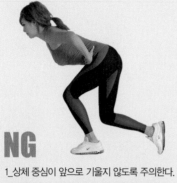

NG

1_상체 중심이 앞으로 기울지 않도록 주의한다.
2_앉을 때 두 무릎이 굽지 않도록 주의한다.

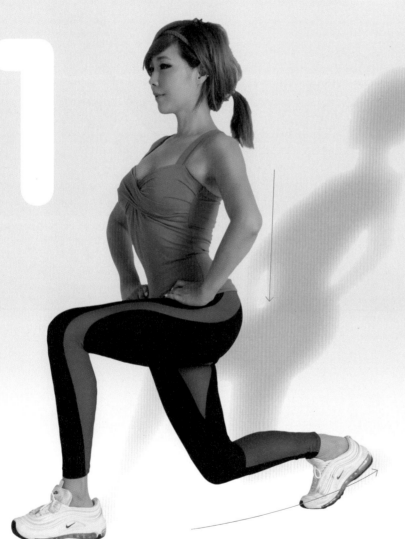

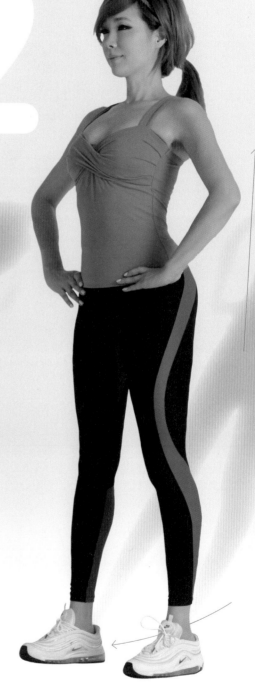

1 들숨 한쪽 다리를 뒤로 멀리 뻗고 상체를 곧게 편 상태에서 수직으로 내려준다. 이때 뒤쪽 다리는 무릎과 발끝이 정면을 향하고 무릎은 직각을 이룬다.

2 날숨 뒤쪽 뜰어당기며 보냈던 다리를 정면 원 위치로 보내며 일어선다.

※ ①~②를 연결하여 한발씩 차례대로 다리를 교대로 바꾸며 앉고 일어선다.

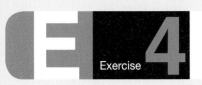 **Exercise 4 원 레그 데드 리프트**

운동 횟수 | 방향당 8~16회 | **2~4set**

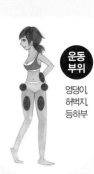

운동
부위

엉덩이,
허벅지
등하부

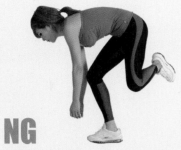

NG

1_상체 중심이 앞으로 기울거나 무릎과 발끝이 틀어지면
허리와 무릎에 무리가 가므로 주의한다. 2_지탱하는
다리의 무릎이 발끝을 넘지 않도록 주의한다. 3_동작
내내 반동을 이용하지 않도록 한다.

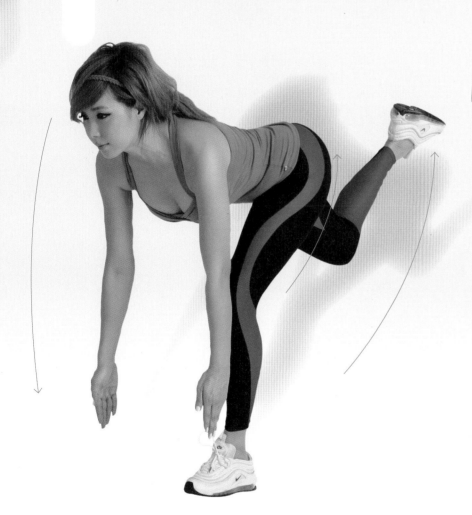

3 **들숨** 상체를 곧게 편 상태에서 한쪽 다리를 무릎을 구부린 채
뒤로 들어올리고 두팔은 수직으로 내리며, 엉덩이를 위로 끌어
올려 허벅지 뒤와 엉덩이 근육을 늘려 주도록 한다. 이때 앞쪽
다리의 무릎과 발끝 선이 일치하게 한다.

4 **날숨** 들었던 다리를 내려놓으며 상체를 일으켜 세운다.
※ ①~②를 연결하여 한쪽 방향을 모두 끝낸 후 다리를 바꾸어
반대쪽으로 같은 횟수만큼 반복한다.

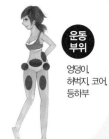

운동
부위

엉덩이,
허벅지 코어,
등하부

5 Exercise 터

다리 뻗어 상체 올리고 내리기

운동 횟수 | 방향당 8~16회 | **2~4set**

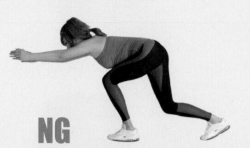

NG

1_동작 내내 두 팔과 등이 굽으면 NG. 2_상체 중심이 앞으로
기울거나 무릎, 발끝이 틀어지면 NG. 3_앞으로 접어내린
다리는 바닥과 수평 지점까지 내려 움직이지 않도록 주의한다.
4_앞으로 접은 다리는 직각을 유지해야한다.

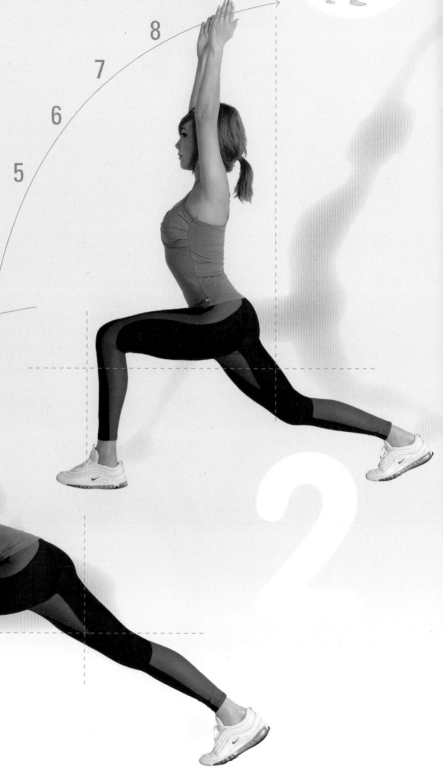

1 들숨 다리를 앞뒤로 최대한 벌리고 무릎과 발끝이 정면 일직선
상에 놓이도록 자세를 잡은 다음 허벅지가 바닥과 수평이 되도
록 무릎을 구부린 다음 마음속으로 하나, 둘, 셋, 넷을 헤아리며
천천히 들어올린 팔과 상체를 가슴이 허벅지에 닿을 때까지 앞
으로 숙인다.

2 날숨 ①의 자세에서 하체를 고정시킨 채 상체를 천천히 일으켜
세워준다.
※ ①~②를 연결하여 다리를 고정한 채 상체만 천천히 올리고
내려준다. 한 방향으로 정한 횟수만큼 반복한 뒤 다리를 바꿔
같은 횟수만큼 반복한다.

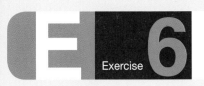
운동 횟수 | 방향당 8~16회 | **2~4set**

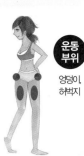

운동
부위

엉덩이,
허벅지

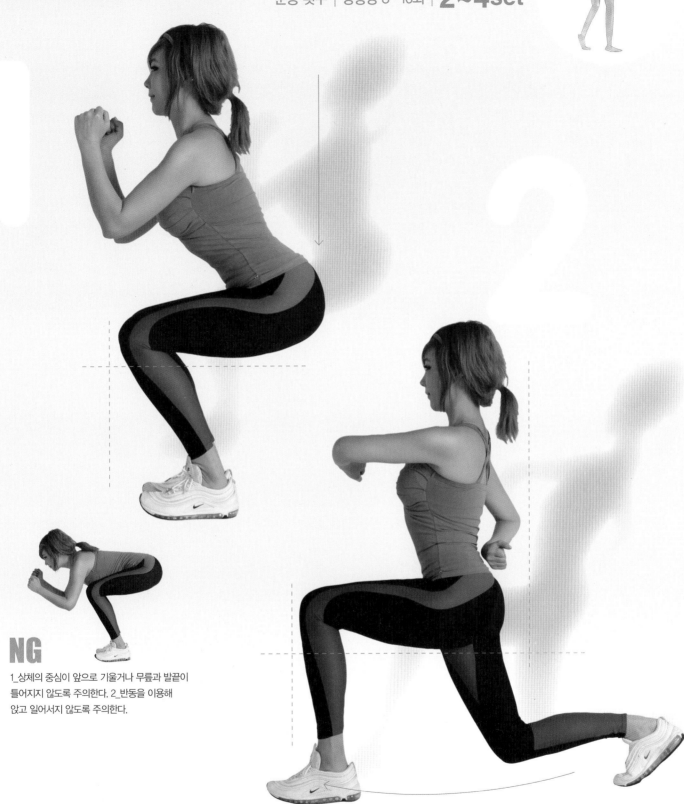

NG

1_상체의 중심이 앞으로 기울거나 무릎과 발끝이
틀어지지 않도록 주의한다. 2_반동을 이용해
앉고 일어서지 않도록 주의한다.

3 들숨 두 발을 모으고 가슴을 펴고 등을 곧게 하여 체중을 뒤꿈
치에 실으면서 앉는다. 이때 양팔은 직각으로 구부려 가슴 앞으
로 나란히 모아 둔다.

4 날숨 ①의 자세에서 몸을 일으켜 세워 차렷자세를 취했다가 한
쪽 다리를 앞으로 내딛며 상체를 수직으로 내린다. 이때 앞뒤
무릎과 발끝은 모두 정면을 향하고 무릎은 직각이 되도록 한다.
두 팔은 앞뒤로 접는다.

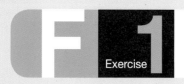

Exercise 1 골반 들어올리기

운동 횟수 | 16회 | **2~4set**

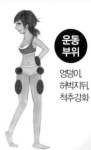

운동 부위

엉덩이,
허벅지뒤,
척추강화

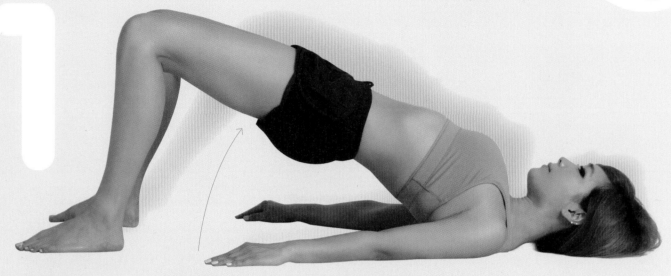

NG

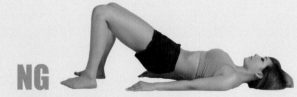

1_동작 내내 등을 곧게 펴야 한다.
2_반동을 이용하지 않도록 주의한다.

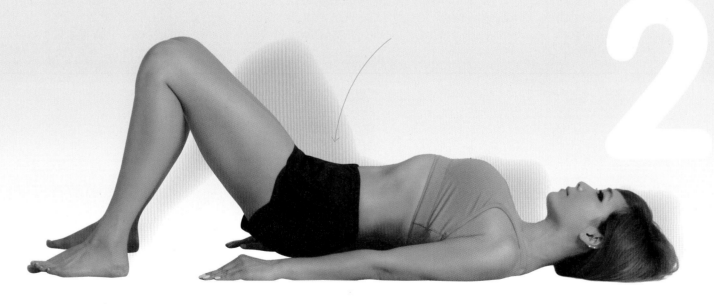

1 날숨 골반을 최대 수축 지점까지 들어올리면서 허벅지 뒤와 괄약근에 힘을 모아 조인다.

2 들숨 들어올렸던 골반을 바닥에 닿기 직전까지 천천히 내리면서 허벅지 뒤를 늘려준다.
※ ①~②를 연결하여 골반을 올늘렸다 내렸다를 반복하면서 근육을 자극시킨다.

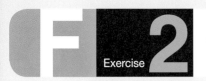

골반 들어 무릎 모으고 벌리기

운동 횟수 | 16회 | **2~4set**

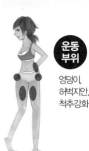

운동 부위

엉덩이,
허벅지안,
척추강화

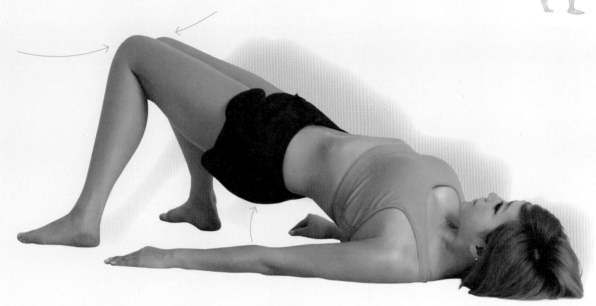

NG

1_동작 내내 골반은 최대 수축 지점에서 고정해야 한다.
2_무릎을 모으고 벌릴 때 두 발을 옆으로 굴리듯 하지 않도록 주의한다.

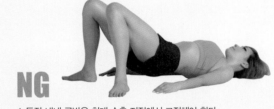

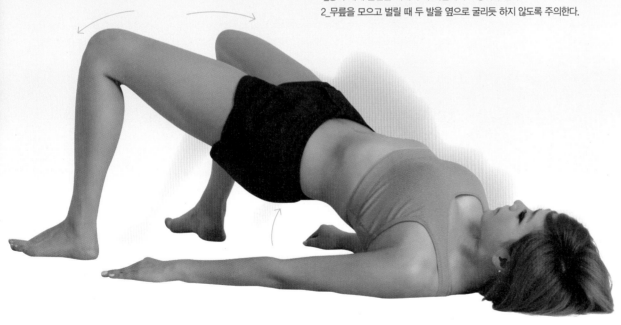

1 날숨 두 발을 어깨넓이로 벌리고 무릎을 세워 누운 상태에서 골반을 최대 수축 지점까지 들어올려 고정한 후 양 무릎을 모으면서 근육을 자극시킨다.

2 들숨 ①의 자세에서 골반의 높이를 유지하면서 모았던 무릎을 종아리가 11자가 될때까지 벌려준다.

※ ①~②를 연결하여 반복하되 세트 사이의 휴식 시간은 4초 정도로 한다.

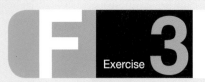
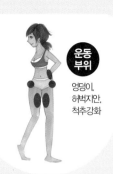

운동 횟수 | 16회 | **2~4set**

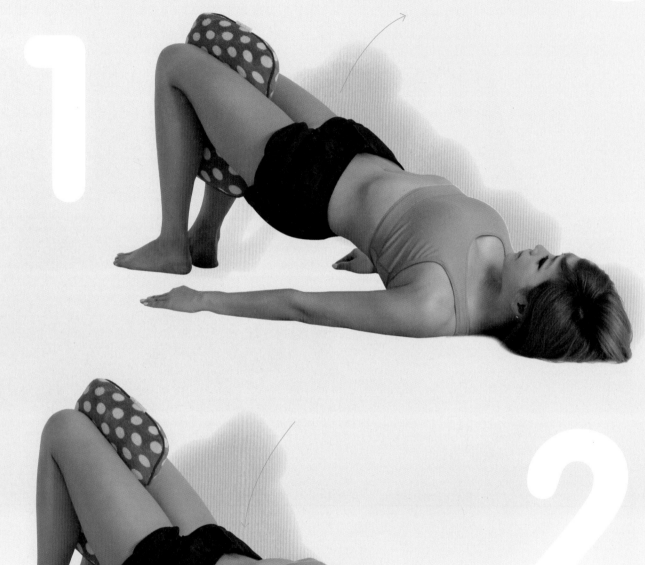

1 **날숨** 무릎 사이에 작은 쿠션이나 책을 끼운 상태로 허벅지 안쪽에 힘을 모으며 골반을 최대 높이까지 들어올려 허벅지와 엉덩이 근육을 수축시킨다.

2 **들숨** 들어올렸던 골반을 바닥에 닿기 직전까지 천천히 내려주며 근육을 늘려준다.

※ ①~②의 동작을 연결하여 허벅지 안쪽에 힘을 모으며 골반을 올리고 내린다.

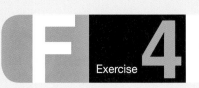 **Exercise 4** 골반 들어 올리며 다리 교차로 뻗기

운동 부위
엉덩이,
다리전체,
척추강화

운동 횟수 | 16회 | **2~4set**

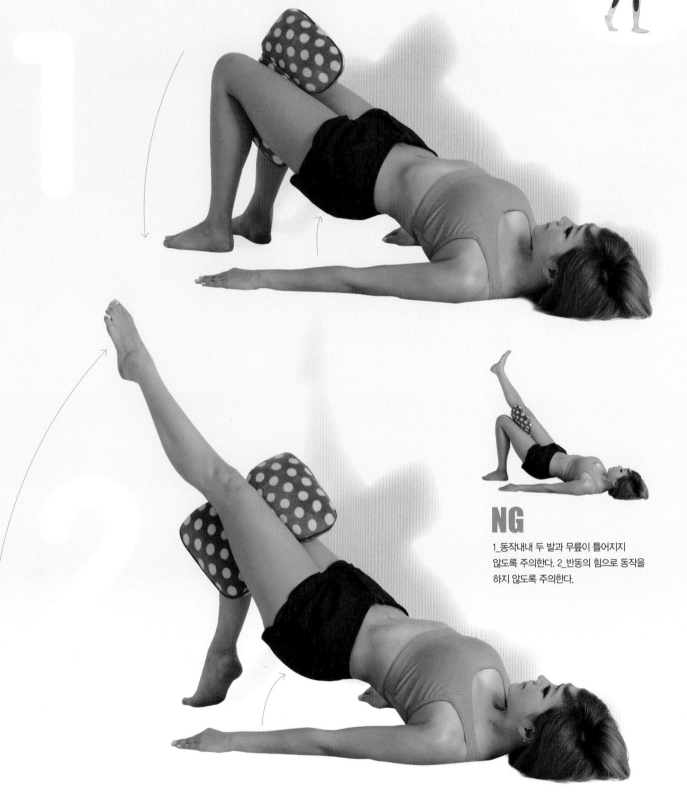

NG

1_동작내내 두 발과 무릎이 틀어지지
않도록 주의한다. 2_반동의 힘으로 동작을
하지 않도록 주의한다.

1 들숨 무릎을 세우고 누워 무릎 사이에 쿠션을 끼워 허벅지 안쪽에 힘을 모은 상태로 골반을 살짝 아래로 내리며 두 발을 바닥으로 내린다.

2 날숨 ①의 자세에서 골반과 한쪽 다리를 곧게 뻗어 올린다. 이때 축이 되는 다리의 뒤꿈치를 들어 최대한 높이 들어 올린다.
※ ①~②의 동작을 다리를 바꿔가며 연결하여 동작한다.

엎드려 다리접기

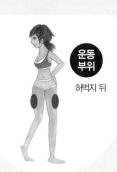

운동 횟수 | 교대로 16회 | **2~4set**

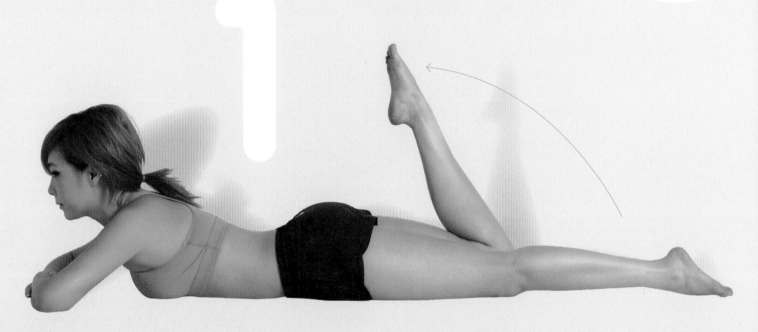

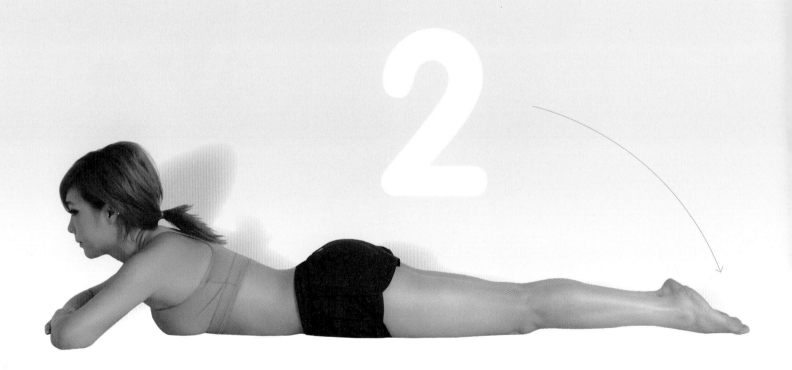

1 날숨 시선이 자연스럽게 정면을 향하도록 엎드린 뒤 두팔을 접어 상체를 살짝 세우고 무릎과 발끝을 곧게 편 상태에서 다리를 교대로 접어 올린다. 이때 허벅지 뒷근육을 의식하며 수축시킨다.

2 들숨 접었던 다리를 곧게 뻗어 내려 주며 근육을 늘려준다.
※ ①~②를 연결하여 동일한 방식으로 두 다리를 교대로 올리고 내려준다.

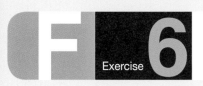

F Exercise 6 덤벨 끼워 다리 뒤로 올리기

운동 횟수 | 방향당 8~16회 | **2~4set**

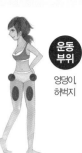

운동
부위

엉덩이,
허벅지

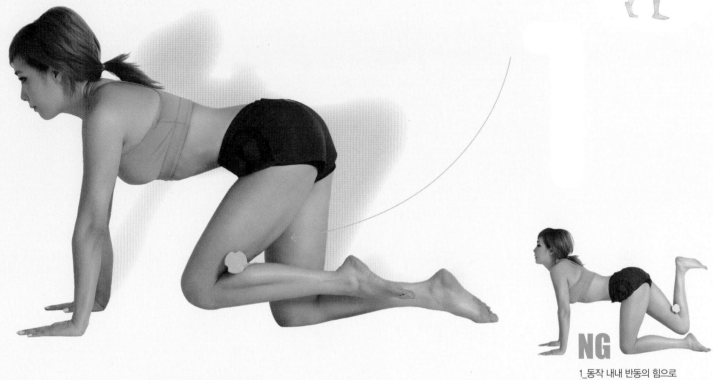

NG

1_동작 내내 반동의 힘으로
올리고 내리지 않는다.
2_지탱하는 팔은 어깨 에서
수직으로 내리고 어깨를 올려
목에 힘이 들어가지 않도록
주의한다.

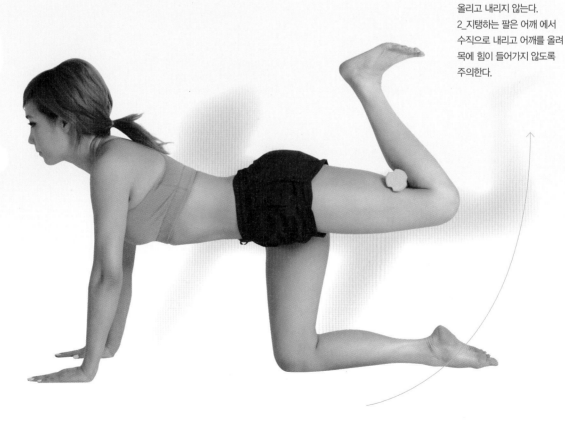

1 들숨 두 손으로 바닥을 짚고 엎드린 자세에서 등을 곧게 펴고 한쪽 다리 오금에 덤벨을 끼운 상태에서 무릎을 가슴쪽으로 끌어당겨 허벅지 뒤를 늘려준다.

2 날숨 당겼던 다리를 무릎을 구부린채 뒤쪽으로 차올리되 발등을 꺾어 위로 최대한 들어 올려 엉덩이와 허벅지를 수축시킨다.

※ ①~②의 동작을 연결하여 한쪽 방향을 반복한 뒤 다리를 바꾸어 같은 횟수만큼 반복한다.

스키니 라인 운동 **10**

앞에 소개한 31개 뷰티 트레이닝 동작 가운데 다리 라인을 만드는 데 특히
효과과 좋은 운동 동작들만 따로 뽑아 놓았다.

운동 요령 | 제시된 10개 동작을 정해진 운동량으로 21일간 매일 실시.

운동량 | 모든 동작을 능력에 따라 세트당 8~16회, 4세트 실시.

세트 사이에 45초간 휴식.

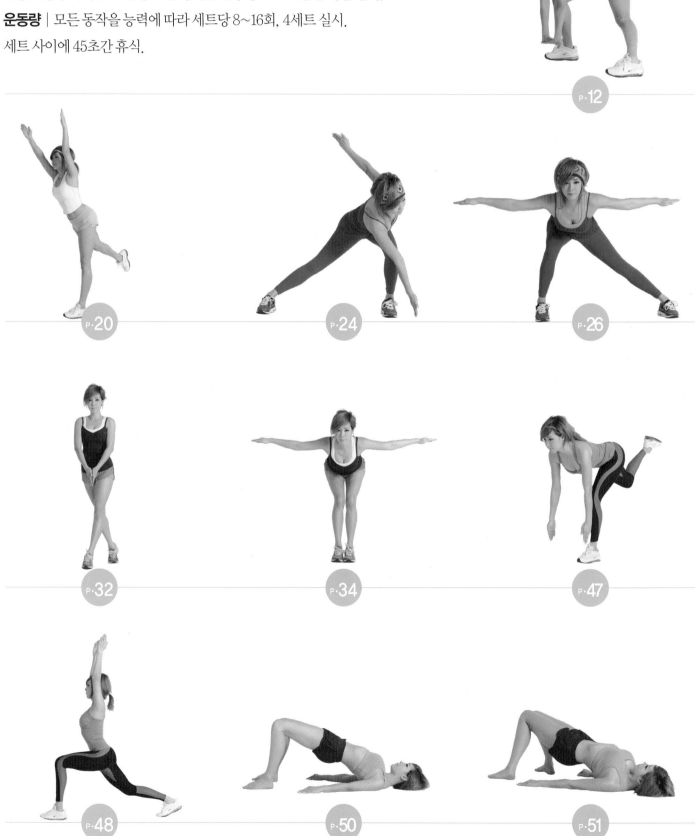

P·12

P·20

P·24

P·26

P·32

P·34

P·47

P·48

P·50

P·51

힙 라인 운동 10

뷰티 트레이닝 31개 동작 가운데 힙 라인을 예쁘게 만드는데 특히
효과가 좋은 운동 동작들만 선별했다.

운동 요령 | 제시된 10개 동작을 정해진 운동량으로 21일간 매일 실시.

운동량 | 모든 동작을 능력에 따라 세트당 8~16회, 4세트 실시.
세트 사이에 30초간 휴식.

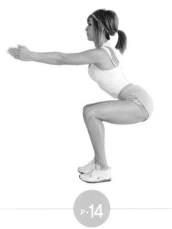

P.14

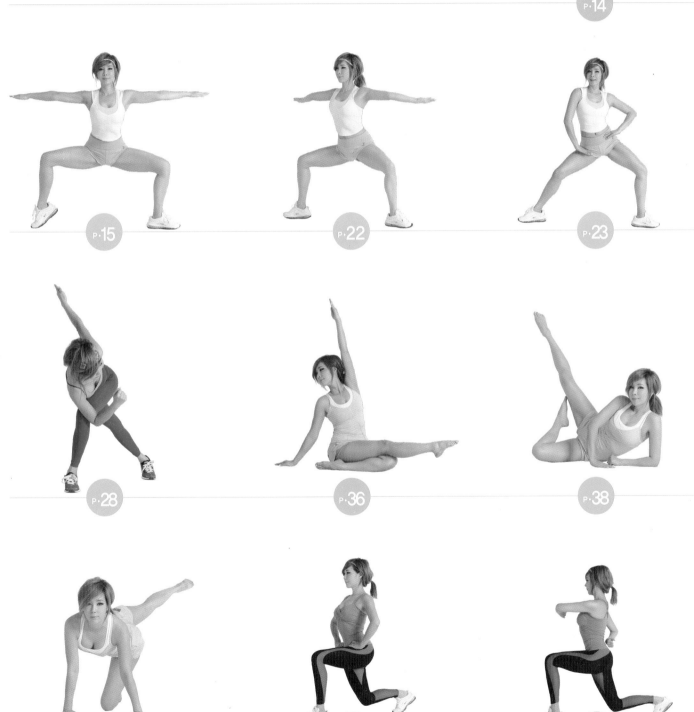

P.15

P.22

P.23

P.28

P.36

P.38

P.42

P.46

P.49

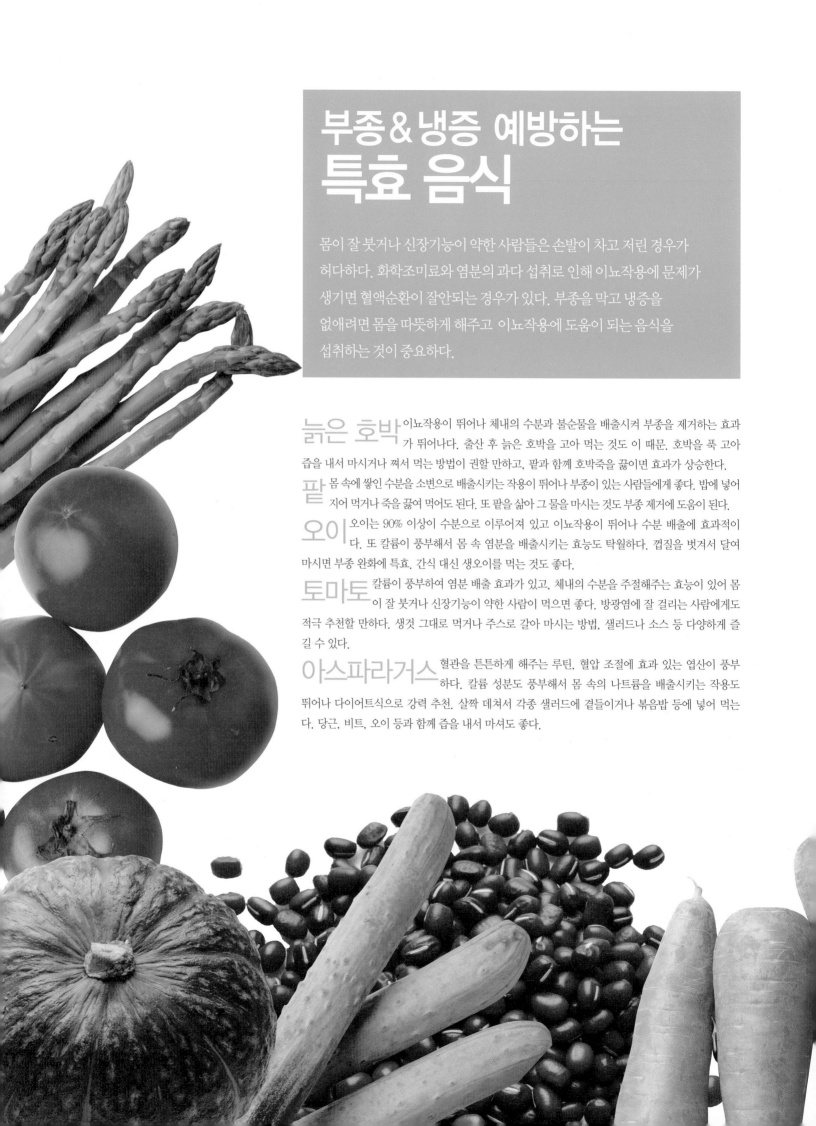

부종 & 냉증 예방하는
특효 음식

몸이 잘 붓거나 신장기능이 약한 사람들은 손발이 차고 저린 경우가
허다하다. 화학조미료와 염분의 과다 섭취로 인해 이뇨작용에 문제가
생기면 혈액순환이 잘안되는 경우가 있다. 부종을 막고 냉증을
없애려면 몸을 따뜻하게 해주고 이뇨작용에 도움이 되는 음식을
섭취하는 것이 중요하다.

늙은 호박 이뇨작용이 뛰어나 체내의 수분과 불순물을 배출시켜 부종을 제거하는 효과
가 뛰어나다. 출산 후 늙은 호박을 고아 먹는 것도 이 때문. 호박을 푹 고아
즙을 내서 마시거나 쪄서 먹는 방법이 권할 만하고, 팥과 함께 호박죽을 끓이면 효과가 상승한다.

팥 몸 속에 쌓인 수분을 소변으로 배출시키는 작용이 뛰어나 부종이 있는 사람들에게 좋다. 밥에 넣어
지어 먹거나 죽을 끓여 먹어도 된다. 또 팥을 삶아 그 물을 마시는 것도 부종 제거에 도움이 된다.

오이 오이는 90% 이상이 수분으로 이루어져 있고 이뇨작용이 뛰어나 수분 배출에 효과적이
다. 또 칼륨이 풍부해서 몸 속 염분을 배출시키는 효능도 탁월하다. 껍질을 벗겨서 달여
마시면 부종 완화에 특효. 간식 대신 생오이를 먹는 것도 좋다.

토마토 칼륨이 풍부하여 염분 배출 효과가 있고, 체내의 수분을 주절해주는 효능이 있어 몸
이 잘 붓거나 신장기능이 약한 사람이 먹으면 좋다. 방광염에 잘 걸리는 사람에게도
적극 추천할 만하다. 생것 그대로 먹거나 주스로 갈아 마시는 방법, 샐러드나 소스 등 다양하게 즐
길 수 있다.

아스파라거스 혈관을 튼튼하게 해주는 루틴, 혈압 조절에 효과 있는 엽산이 풍부
하다. 칼륨 성분도 풍부해서 몸 속의 나트륨을 배출시키는 작용도
뛰어나 다이어트식으로 강력 추천. 살짝 데쳐서 각종 샐러드에 곁들이거나 볶음밥 등에 넣어 먹는
다. 당근, 비트, 오이 등과 함께 즙을 내서 마셔도 좋다.

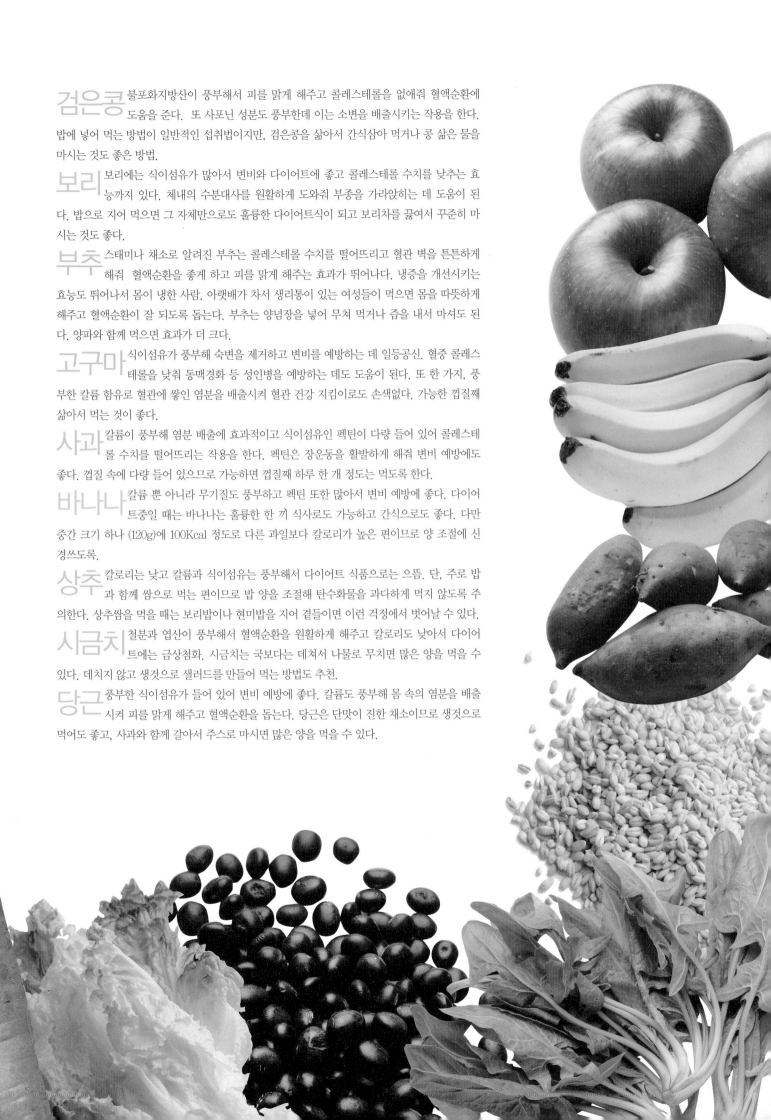

검은콩 불포화지방산이 풍부해서 피를 맑게 해주고 콜레스테롤을 없애줘 혈액순환에 도움을 준다. 또 사포닌 성분도 풍부한데 이는 소변을 배출시키는 작용을 한다. 밥에 넣어 먹는 방법이 일반적인 섭취법이지만, 검은콩을 삶아서 간식삼아 먹거나 콩 삶은 물을 마시는 것도 좋은 방법.

보리 보리에는 식이섬유가 많아서 변비와 다이어트에 좋고 콜레스테롤 수치를 낮추는 효능까지 있다. 체내의 수분대사를 원활하게 도와줘 부종을 가라앉히는 데 도움이 된다. 밥으로 지어 먹으면 그 자체만으로도 훌륭한 다이어트식이 되고 보리차를 끓여서 꾸준히 마시는 것도 좋다.

부추 스태미나 채소로 알려진 부추는 콜레스테롤 수치를 떨어뜨리고 혈관 벽을 튼튼하게 해줘 혈액순환을 좋게 하고 피를 맑게 해주는 효과가 뛰어나다. 냉증을 개선시키는 효능도 뛰어나서 몸이 냉한 사람, 아랫배가 차서 생리통이 있는 여성들이 먹으면 몸을 따뜻하게 해주고 혈액순환이 잘 되도록 돕는다. 부추는 양념장을 넣어 무쳐 먹거나 즙을 내서 마셔도 된다. 양파와 함께 먹으면 효과가 더 크다.

고구마 식이섬유가 풍부해 숙변을 제거하고 변비를 예방하는 데 일등공신. 혈중 콜레스테롤을 낮춰 동맥경화 등 성인병을 예방하는 데도 도움이 된다. 또 한 가지, 풍부한 칼륨 함유로 혈관에 쌓인 염분을 배출시켜 혈관 건강 지킴이로도 손색없다. 가능한 껍질째 삶아서 먹는 것이 좋다.

사과 칼륨이 풍부해 염분 배출에 효과적이고 식이섬유인 펙틴이 다량 들어 있어 콜레스테롤 수치를 떨어뜨리는 작용을 한다. 펙틴은 장운동을 활발하게 해줘 변비 예방에도 좋다. 껍질 속에 다량 들어 있으므로 가능하면 껍질째 하루 한 개 정도는 먹도록 한다.

바나나 칼륨 뿐 아니라 무기질도 풍부하고 펙틴 또한 많아서 변비 예방에 좋다. 다이어트중일 때는 바나나는 훌륭한 한 끼 식사로도 가능하고 간식으로도 좋다. 다만 중간 크기 하나 (120g)에 100Kcal 정도로 다른 과일보다 칼로리가 높은 편이므로 양 조절에 신경쓰도록.

상추 칼로리는 낮고 칼륨과 식이섬유는 풍부해서 다이어트 식품으로는 으뜸. 단, 주로 밥과 함께 쌈으로 먹는 편이므로 밥 양을 조절해 탄수화물을 과다하게 먹지 않도록 주의한다. 상추쌈을 먹을 때는 보리밥이나 현미밥을 지어 곁들이면 이런 걱정에서 벗어날 수 있다.

시금치 철분과 엽산이 풍부해서 혈액순환을 원활하게 해주고 칼로리도 낮아서 다이어트에는 금상첨화. 시금치는 국보다는 데쳐서 나물로 무치면 많은 양을 먹을 수 있다. 데치지 않고 생것으로 샐러드를 만들어 먹는 방법도 추천.

당근 풍부한 식이섬유가 들어 있어 변비 예방에 좋다. 칼륨도 풍부해 몸 속의 염분을 배출시켜 피를 맑게 해주고 혈액순환을 돕는다. 당근은 단맛이 진한 채소이므로 생것으로 먹어도 좋고, 사과와 함께 갈아서 주스로 마시면 많은 양을 먹을 수 있다.

힙&레그 라인 살려주는 몸짱 요리

허벅지나 엉덩이, 많은 지방으로 덮여져 있는 부위의 셀룰라이트를 없애려면 무엇보다도 화학조미료 섭취를 줄인 저염식이 중요하다. 몸의 부종을 막고 혈액순환을 원활하게 하여 건강하고 탄력있는 힙과 다리 라인을 만들어 보자.

부종

다리의 부종을 막으려면 무엇보다도 염분 섭취를 줄이는 것이 중요하다. 칼륨과 미네랄, 식이섬유가 풍부한 음식으로 몸의 밸런스는 물론 탄력있는 힙과 다리 라인을 살려보자.

보리비빔밥

재료 보리밥 1/2공기, 멥쌀 1/4공기, 배춧잎 1장, 열무 40~50g, 약고추장 1/2큰술, 깨소금, 참기름 약간씩, 소금 적당량

만들기

1 배춧잎과 열무는 끓는 물에 소금을 조금 넣어 데친 뒤 찬물에 담가 열기를 뺀 뒤 물기를 꼭 짠다.

2 데친 배춧잎과 열무는 잘게 썰어서 깨소금과 참기름을 넣어 조물조물 무친다.

3 보리밥을 그릇에 담고 배춧잎과 열무를 올린 다음 약고추장을 넣어 비벼 먹는다.

약고추장

재료

고추장 1컵, 쇠고기 100g, 참기름 1큰술, 꿀 4큰술, 잣가루 1큰술, 물 1/2컵

쇠고기 양념(간장 1큰술, 다진 파 1큰술, 다진 마늘 2작은술, 현미조청 2작은술, 참기름 1작은술, 후춧가루 약간)

만들기

1 쇠고기는 다져서 양념을 넣어 조물조물 양념한 뒤 국물이 없게 도마 위에 놓고 다시 곱게 다진다.

2 냄비에 고추장, 물, 볶은 쇠고기를 넣고 수분이 없어질 때까지 저으면서 졸이다가 꿀을 넣는다.

3 ②가 어느 정도 걸쭉해지면 참기름과 잣을 넣고 조금 더 볶는다.

4 비빔밥용으로 즉석에서 먹을 때는 약간 묽은 듯 싶게 볶고 도시락 반찬용일 경우에는 되직하게 볶는다.

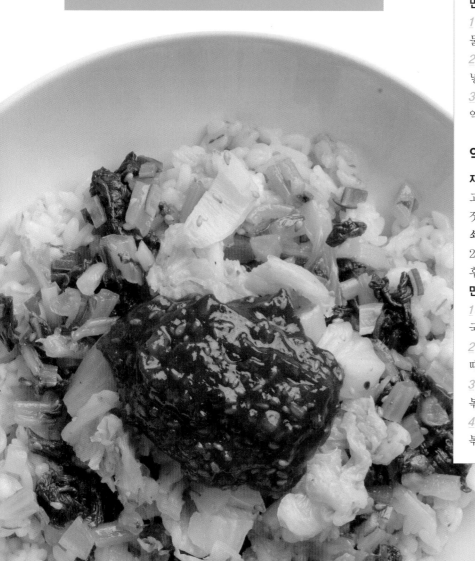

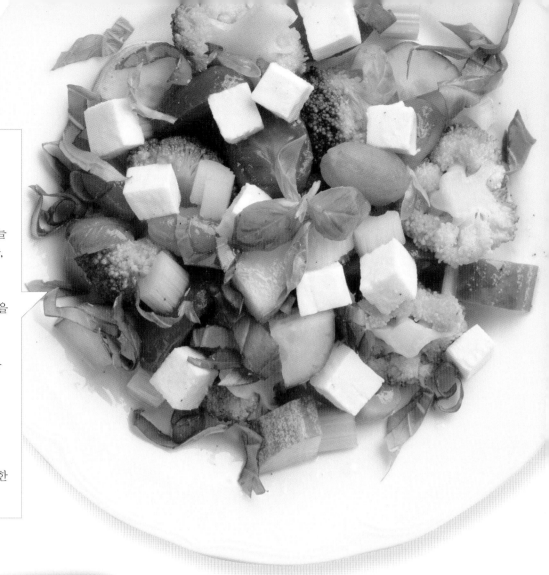

토마토오이샐러드

재료 방울토마토 25개, 오이 1개,
붉은 양파 ¼개, 브로콜리 50g,
셀러리 2줄기 생모짜렐라치즈 50g,
올리브마늘드레싱(올리브유 4큰술, 다진 마늘
1톨 분량, 레몬즙 2큰술, 식초 1큰술, 꿀 1큰술,
다진 바질 조금, 소금 약간)

만들기

1 방울토마토는 끓는 물에 살짝 데친 뒤 껍질을
벗긴다.

2 오이는 동그랗게 썰어 네등분으로 자르고
치즈는 오이와 비슷한 크기로 자른다. 양파는
굵게 다진다.

3 브로콜리는 송이를 떼어 끓는 물에 소금을
넣어 데친 뒤 찬물에 헹궈 물기를 뺀다.

4 셀러리는 깨끗이 씻어 줄기의 억센 부분을
제거하고 사각형 모양으로 자른다.

5 분량의 재료를 섞어 드레싱을 만든 뒤 준비한
재료에 넣어 고루 버무린다.

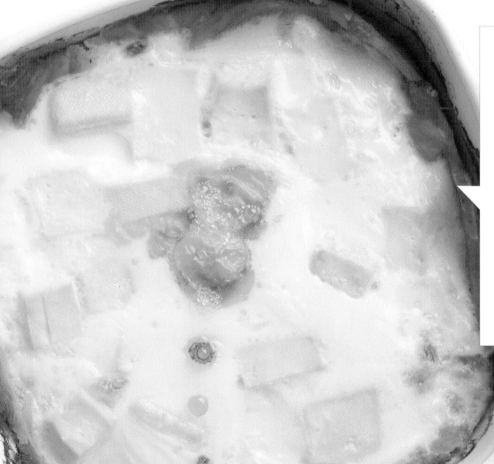

훈제연어달걀찜

재료 훈제연어 슬라이스, 달걀 4개, (노른자는
1개만), 두부 ¼모, 파슬리가루, 올리브유,
저지방우유 2큰술, 후춧가루 약간

만들기

1 내열용 그릇 안쪽에 올리브유를 살짝 바른다.

2 연어 슬라이스는 작게 잘라 그릇의 가장자리 벽
쪽에 붙인다.

3 두부를 먹기좋게 썰어서 그릇에 넣고 달걀흰자
4개를 풀어서 넣고 노른자는 1개만 터지지
않도록 조심스럽게 넣는다.

5 저지방 우유 2큰술을 넣는다. 이때 뒤섞지
않도록 한다. 위에 파슬리가루와 후춧가루를
뿌린다.

6 200℃로 예열한 오븐에서 20~30분간 굽는다.

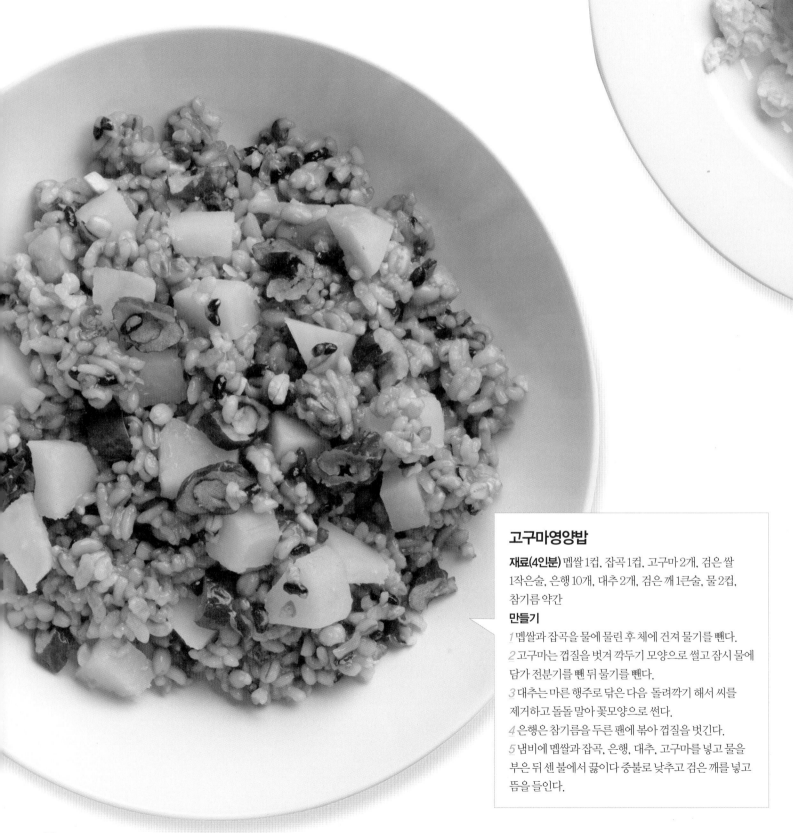

염분 배출

몸이 잘 붓거나 신장 기능이 약한 사람들은 체내의 수분 배출 능력이 약한 편이다. 특히 칼륨이 풍부하고 염분배출에 효과적인 과일, 채소를 많이 섭취하는 것도 요령.

고구마영양밥

재료(4인분) 멥쌀 1컵, 잡곡 1컵, 고구마 2개, 검은 쌀 1작은술, 은행 10개, 대추 2개, 검은 깨 1큰술, 물 2컵, 참기름 약간

만들기

1 멥쌀과 잡곡을 물에 불린 후 체에 건져 물기를 뺀다.

2 고구마는 껍질을 벗겨 깍두기 모양으로 썰고 잠시 물에 담가 전분기를 뺀 뒤 물기를 뺀다.

3 대추는 마른 행주로 닦은 다음 돌려깎기 해서 씨를 제거하고 돌돌 말아 꽃모양으로 썬다.

4 은행은 참기름을 두른 팬에 볶아 껍질을 벗긴다.

5 냄비에 멥쌀과 잡곡, 은행, 대추, 고구마를 넣고 물을 부은 뒤 센 불에서 끓이다 중불로 낮추고 검은 깨를 넣고 뜸을 들인다.

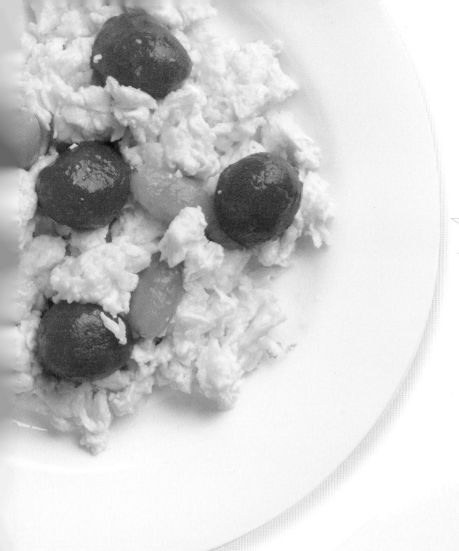

토마토에그스크램블

재료방울토마토 8개, 달걀 2개, 우유
5큰술, 소금, 식용유 약간씩

만들기

1 방울토마토는 흐르는 물에 씻어 십자
모양으로 칼집을 낸 후 끓는 물에 살짝
데쳐 껍질을 벗긴다.

2 그릇에 달걀과 우유를 넣고 멍울이 지지
않게 잘 섞어 소금을 조금 넣는다.

3 달군 팬에 식용유를 두르고 달걀과
방울토마토를 넣는다.

4 살짝 익으면 젓가락으로 섞으면서
완전히 익힌다.

두부토마토구이

재료 두부 1모, 가지 1개, 토마토 1개,
표고 버섯 3개, 레몬 ½개(장식용), 포도씨유 조금
양념(쯔유 2큰술, 식초 1작은술, 생강 1쪽,
가쓰오부시 조금, 식용유 적당량)

만들기

1 두부는 도톰하게 먹기좋은 크기로 썰고 가지는
슬라이스 한다. 표고버섯과 토마토는 한 입
먹기좋은 크기로 썬다.

2 팬에 식용유를 둘러 두부, 가지, 표고 버섯,
토마토를 넣어 노릇하게 굽는다.

3 강판에 생강을 간 뒤 나머지 재료를 넣고 섞어
양념을 만든다.

4 그릇에 ②의 재료를 넣고 양념을 뿌린 뒤
가쓰오부시를 올린다. 레몬은 장식으로
곁들인다.

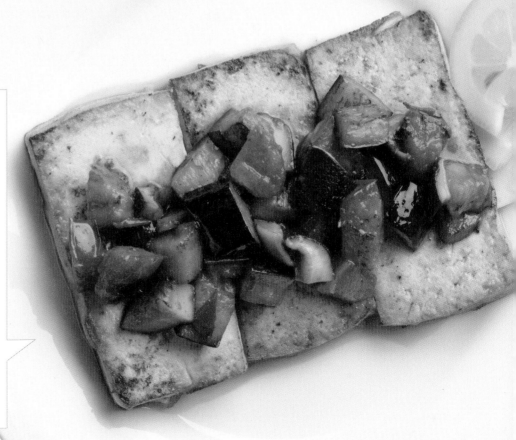

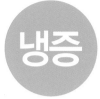

몸을 따뜻하게 해주는 성질을 가진 음식으로 냉증을 막아주고 혈액순환을
개선해주는 것이 탄력있는 힙 라인과 매끈한 다리 라인을 살리는 포인트. 식이
섬유와 불포화 지방산이 풍부한 음식으로 포화지방이 체내에 쌓이는 것은 막아
효과적인 다이어트가 되도록 한다.

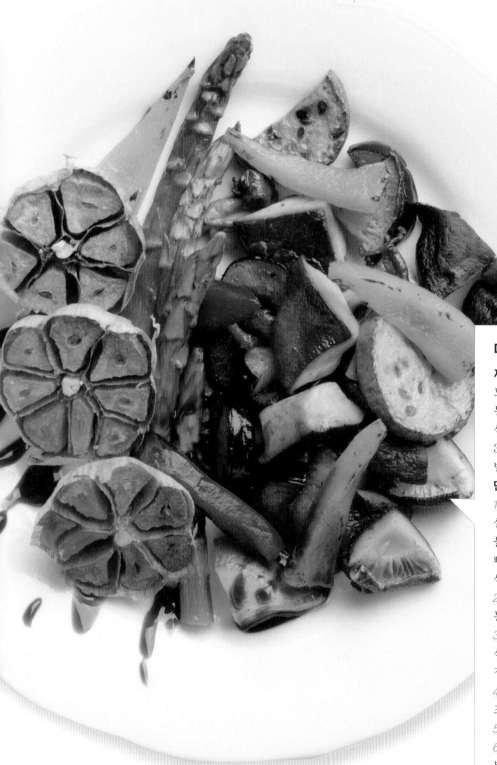

마늘채소구이

재료(4인분) 포토벨로버섯 4~6개, 새송이버섯 2개,
느타리버섯 100g, 양송이버섯 100g, 표고버섯 4개,
통마늘(껍질째) 4~5쪽, 아스파라거스 8개, 파프리카
색깔별로 1개씩, 가지 1개, 주키니호박 ⅓개, 타임
3줄기, 로즈마리 2줄기, 바질 5잎, 올리브오일 적당량,
발사믹식초, 소금, 후춧가루 약간씩

만들기

1 통마늘은 껍질에 묻은 흙을 털어낸 다음 윗부분을
살짝 잘라내고 찬 물에 넣어 삶는다. 한소끔 끓으면 약
불에서 15분 정도 더 삶아 매운 기를 뺀 다음 물기를
빼고 150℃로 예열한 오븐에 넣어 20~30분간 노릇한
색이 날 정도로 굽는다.

2 버섯들은 각각 젖은 행주로 닦아 큼직하게 썰거나
통째로 준비한다.

3 올리브오일, 타임, 로즈마리, 바질, 소금, 후춧가루를
섞어 버섯의 표면에 묻을 정도로만 살짝 발라 3시간
정도 재우면 맛과 향이 살아난다.

4 아스파라거스는 가시를 제거한 뒤 끓는 물에 소금을
조금 넣어 살짝 데친다.

5 가지, 호박, 파프리카는 큼직큼직하게 썬다.

6 그릴 팬에 버섯, 채소류를 넣고 소금과 후춧가루를
뿌려 간하고 먹음직스럽게 구운 뒤 발사믹식초와
바질을 뿌려낸다.

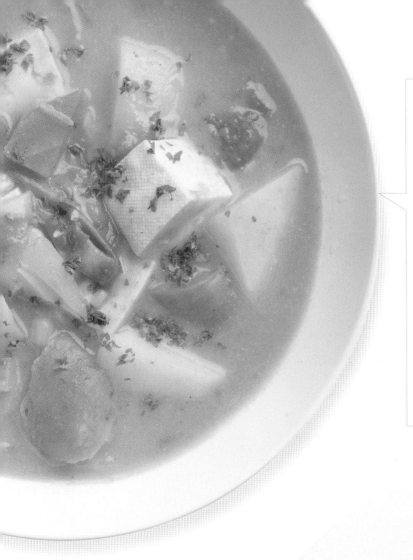

카레두부스튜

재료 두부 ½모, 감자 ½개, 당근 ½개,
컬리플라워, 버섯, 삶은 옥수수 약간씩, 물 2컵,
카레가루 1½큰술, 물 2¼컵, 우유 ½컵, 홀토마토
3큰술, 꿀 ½큰술, 다진 마늘 ½큰술

만들기

1 감자와 당근은 한 입 크기로 썰어 냄비에 넣고
옥수수, 물 2컵도 함께 넣어 끓인다.

2 두부는 반 잘라 물 ¼컵, 카레가루와 함께
믹서에 넣고 곱게 간다.

3 ①의 채소가 익으면 버섯을 넣고 살짝 끓이다가
②를 넣어 끓인다.

4 남은 두부는 한 입 크기로 썬다. 컬리플라워는
작게 썬다. 버섯도 한 입 크기로 썬다.

5 ③에 두부, 컬리플라워, 버섯, 우유, 홀토마토,
다진 마늘, 꿀을 넣어 좀더 끓인다.

카레소스닭가슴살스테이크

재료 닭가슴살 2쪽, 아스파라거스 조금, 브로콜리
10조각, 토마토 ½개, 올리브유 2작은술, 청주
2작은술, 다진 마늘, 소금, 후춧가루 약간씩
카레소스(우유 130ml, 카레가루 1작은술, 다진 양파
2작은술, 다진 마늘 1작은술, 소금, 후춧가루 약간씩)

만들기

1 닭가슴살은 깨끗이 씻어서 올리브유, 청주, 다진
마늘, 소금, 후춧가루를 약간 뿌려서 20분 이상 간이
배이게 재워 둔다.

2 간이 배인 닭가슴살은 그릴 팬에 넣어 15분간
노릇하게 굽는다.

3 브로콜리는 씻어 끓는 물에 소금을 조금 넣고 데친
찬 물에 담가 물기를 뺀다.

4 아스파라거스는 손질해 반으로 썰어 그릴 팬에
올리브유를 두르고 소금을 살짝 뿌려 볶는다.
브로콜리, 토마토도 볶는다.

5 냄비에 카레소스 재료를 넣어 적당한 농도가
되도록 끓인다.

6 그릇에 닭가슴살과 채소 구운 것을 담고
카레소스를 적당량 뿌린다.

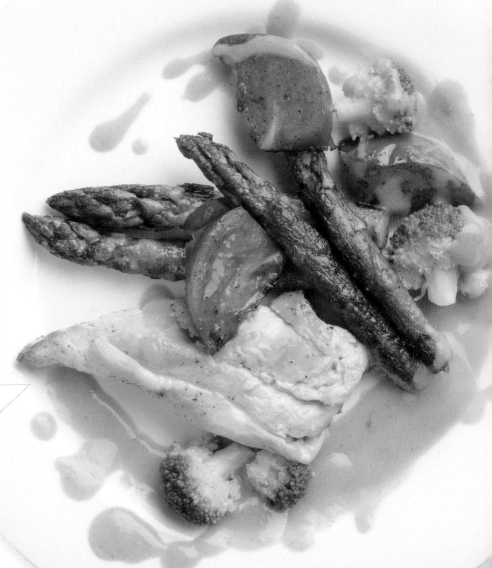

실패율 제로를 향한 다이어트

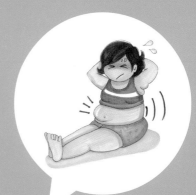

Diary

일단 다이어트를 시작하기로
마음먹었다면 매일매일 얼마나 운동을
했는지, 어떤 음식을 먹었는지
기록해 보자. 아래의 다이어리를
참고해서 3주 동안 다이어트
일기를 직접 써보자!

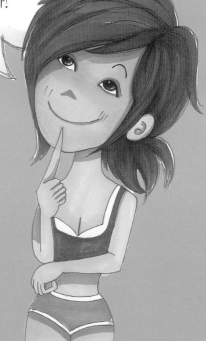

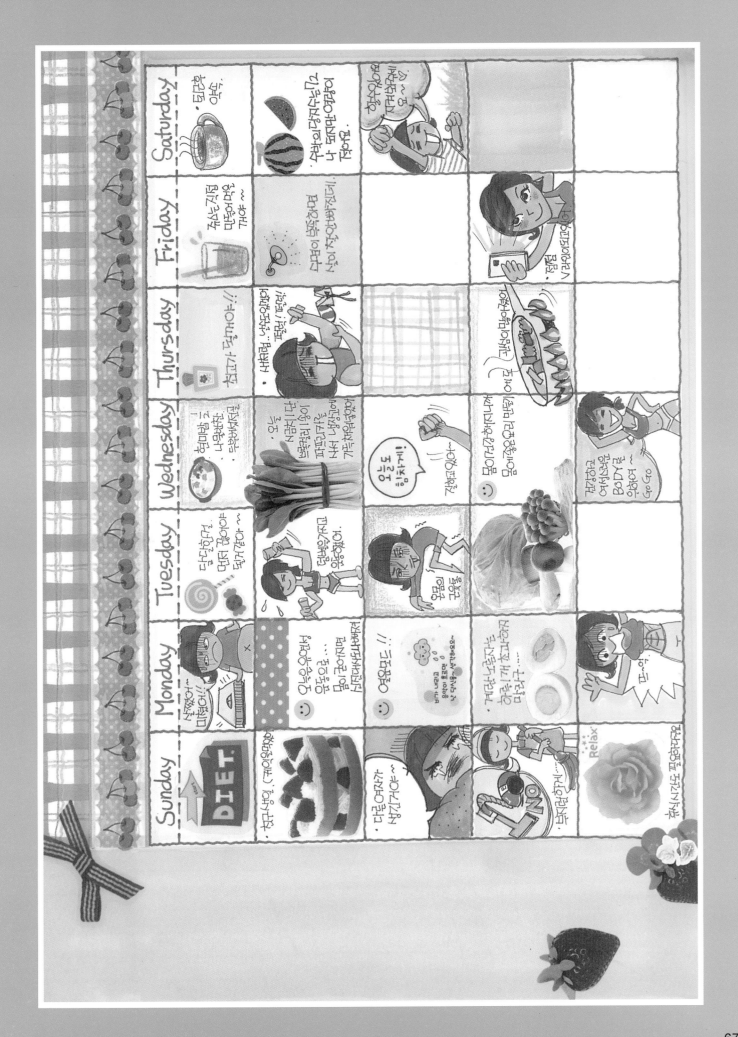

MON	TUE	WED	THU
1 skinny Work-out! **D-21**	**2**	**3**	**4** 건강하고 예쁘게 살 빼려면 과일과채소를 듬뿍!
8 **D-14** 트랜스지방 NO!	**9** 도전또 도전! 화이팅!	**10**	**11** 이젠 운동이 재미있어
15 **D-7** 좀 더 힘을 내! 으챠!	**16** 잘하고 있어. 넌 참대단해.	**17** 먹고 싶지만 꾹 참아야해	**18**
22	**23**	**24**	**25**
29	**30**	**31**	

FRI	SAT	SUN	memo
5 D-17	**6** 내 몸이 점점 가벼워지고 있어	**7** 노폐물을 쏙~ 몸과마음이 가뿐!	
12 점점 아름다워지는 보디라인~	**13** D-9	**14**	
19 D-3	**20** D-2	**21** **D-day** 드디어 목표 달성!	
26	**27**	**28**	

속설 VS 과학
속설이 묻고 과학이 답하다

비만이 커다란 사회적 문제가 되면서 세계적으로
엄청난 비용을 들여 이 분야에 대한 과학적 연구가
이루어지고 있으며, 그 성과가 운동과 식이요법에
적용되고 있다. 다이어트에 관한 한 과학은
지식의 문제가 아니라 효율성에 관한 문제이다.
알고 하면 절반의 노력으로 2배의 효과를 거둘 수
있다. 알고 하자!!

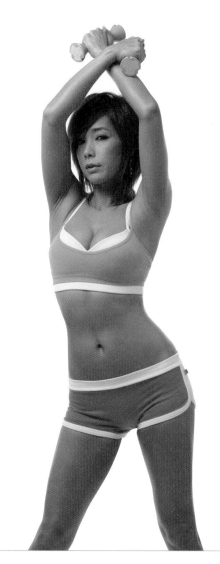

Q 하체운동을 하면 다리가 두꺼워 진다?

A 하체운동을 해서 다리를 두껍게 만드려면 상당한 노력과 인내가 필요하다. 피겨스케이팅 선수 김연아를 보면 10년이상 다리 근육을 사용하는 피겨 스케이팅을 탔지만 모든 사람이 부러워할 만큼 다리가 예쁘다. 보디빌더들이 가장 힘들어 하는 것이 허벅지와 종아리를 굵게 만드는 것이다. 따라서 보디빌더가 아닌 일반인이 조깅, 자전거, 계단 오르기등을 하면서 다리가 두꺼워질 것을 걱정할 필요는 없다.

Q 앉아서 생활하면 다리가 굵어진다?

A 하체비만이 되는 이유는 잘못된 자세, 식사습관, 운동부족, 척추와 골반의 문제등 다양한 원인이 있다. 너무 오래 앉아 있게 되면 혈액순환이 안돼서 다리에 부종이 생기고 이로 인해 하체 비만이 될 가능성이 있다. 직업상 오래 앉아 있을 수 밖에 없다면 한시간에 한번쯤 일어나서 3분정도 가벼운 운동이나 스트레칭을 해주는 것이 좋다.

Q 하체비만은 유전적인 요인이다?

A 하체의 모양 즉, 골격과 근육량은 유전적인 요인이 있을 것이다. 하지만 체지방이 쌓인 하체는 설사 유전적인 요인이 있더라도 충분히 슬림하게 만들 수 있다. 어머니가 하체비만이기 때문에 나도 하체비만이라는 식으로 유전탓만 하지는 말자. 어머니도 당신도 하체 비만인 이유는 둘 다 운동을 게을리 했기 때문이다.

Q 근육질 하체이기 때문에 빠지지 않는다?

A 많은 사람들이 운동을 하지 않았는데도 자신의 다리가 딱딱하기 때문에 근육이라고 생각한다. 하지만 이런 사람들의 대부분은 근육이 아니라 지방에 노폐물이 쌓여 딱딱해진 경우가 대부분이다. 노폐물이 쌓인 이유는 혈액순환이 제대로 되지 않기 때문이다. 따라서 운동을 하지 않았는데도 하체가 딱딱하다면 혈액순환 장애를 의심해 보아야 한다. 물론, 선천적으로 근육이 잘 나오는 체질이 있다. 이런 사람들은 대부분 근육이 많다는 불평불만을 하지만 사실은 축복받은 유전자를 갖고 태어난 사람들이다. 하지만 대부분 짐에서 지도하는 하체 운동방법은 보디빌더들이 다리를 굵게 하는 운동과 같다. 따라서 근육이 잘 나오는 사람이 예쁜 다리를 만들려면 근육이 커지는 것은 최소화시키고 다리의 라인을 예쁘게 만들어 줄 수 있는 운동을 해야 한다. 이 책에 실린 운동방법은 뷰티를 목적으로 만들어 진 것이기 때문에 예쁜 다리를 만들기 원하는 여성에게 효과적이다.

Q 남자들은 가는 인형다리를 좋아한다?

A 많은 여성들이 인형처럼 가는 다리가 되기를 원하지만 사실 대부분의 남자들은 그런 다리를 좋아하지 않는다. 이것은 내가 경영하던 휘트니스 클럽에서 300명 이상의 남자들을 대상으로 리서치를 했던 결과다. 그렇다고 남자들이 체지방이 많아서 두꺼운 하체를 좋아하는 것도 아니다. 남자들이 좋아하는 꿀벅지라는 말은 지방 때문에 두꺼운 다리가 아니라 허벅지에 적당한 근육이 있고 다리 라인이 아름다운 여성을 의미한다.

Q 오리궁뎅이는 섹시하다?

A 운동을 해서 적당한 근육을 만들어 업된 엉덩이와 골반이 기울어져서 오리궁뎅이가 된 것은 다르다. 골반의 윗부분이 앞으로 기울어진 사람들이 심한 오리궁뎅이가 많다. 이런 사람들은 상체가 앞으로 구부러진 자세로 걸으며 생활한다. 이것은 당장 일어나서 상체를 살짝 굽혀보면 어느 부위의 근육이 긴장되는지 확인할 수 있다. 이런 사람들은 앞으로 기울어진 골반을 유지하기 위해 허벅지 앞과 옆부분의 근육을 많이 사용하게 된다. 그리고 이런 자세로는 아랫배에 힘을 주기가 힘들다. 그래서 골반이 잘못되어 오리궁뎅이가 된 사람들의 체형은 엉덩이는 튀어 나오고 허벅지는 굵으며 아랫배에 체지방이 많아 볼록한 체형이 많다.

Q 발이 찬 사람이 하체 비만이 많다?

A 발이 찬 사람들의 대부분이 요통 때문에 괴로워 한다. 발이 찬 이유는 혈액을 공급해 주는 심장에서 가장 먼 발까지 혈액이 잘 전달되지 않기 때문이다. 발이 찬 근본적인 이유는 혈액이 지나가는 고속도로와 같은 역할을 하는 척추에 문제가 생긴 경우가 많다. 혈액이 발까지 가려면 척추를 지나 꼬리뼈 위에 위치한 요추 4번과 5번의 톨게이트를 빠져 나간다. 따라서 요추 4, 5번 주변의 근육이나 인대에 문제가 있을 경우 혈액이 정체되어 발까지 전달되는 것이 순조롭지 않게 된다. 이로 인해 발이 차게 되고 혈액이 정체되기 때문에 노폐물이 많이 쌓여 하체에 부종이 많이 생기게 된다.

Q 맛사지하면 다리가 가늘어진다?

A 이런 속설 때문에 콜라병으로 종아리를 문지르거나 다리 전체의 맛사지를 받는 사람들이 많다. 맛사지는 분명 혈액순환에 도움이 되고 부종을 없애줄 수 있다. 하지만 이것만으로 종아리가 가늘어진다고 기대하지 않는 것이 좋다. 운동과 식사조절로 다리의 모양을 예쁘게 만들고 마사지로 혈액순환을 좋게 한다면 가장 좋은 방법이다.

Q 짜게 먹으면 다리가 굵어진다?

A 염분을 많이 섭취하면 노폐물이 쌓이고 이로 인해 혈액순환이 원활하게 이뤄지지 않는다. 그래서 다리가 붓는 부종현상이 일어난다. 이런 부종은 단백질이 부족할 때에도 나타난다. 단백질에는 혈관 속의 수분이 원활하게 순환되도록 하는 역할을 하는 알부민이 있는데 그것이 부족해지면 혈액과 수분이 정체된다. 따라서 평소 균형 잡힌 식사를 하고 단백질을 많이 섭취하는 것이 좋다.

Q 다리만 가늘어지게 하는 운동이 있다?

A 이 책에 수록된 운동들은 칼로리 소모율이 높기 때문에 체지방이 줄어드는 효과가 크다. 하지만 다리 부위의 체지방만 선택적으로 뺄 수는 없다. 체지방이 빠질 때에는 우리 몸 전체에서 골고루 빠지기 때문이다. 그래서 다리를 가늘게 하려는 목적이라도 칼로리 소모가 높은 전신운동을 해야 한다.

Q 다리를 꼬고 앉으면 하체가 굵어진다?

A 한쪽 다리만 지속적으로 올려놓는 습관이 있다면 척추와 골반이 틀어지고 이로 인해 혈액순환이 제대로 안되서 엉덩이와 다리의 모양이 보기 싫게 된다. 그래서 다리를 꼬는 습관이 있는 사람들에게는 수시로 다리의 위치를 바꿔주는 것이 좋다. 이렇게 하면 다리를 꼬고 앉는 습관이 있는 사람이라도 어느 정도 척추와 골반의 틀어짐을 예방할 수 있다. 바른 자세라고 해서 무조건 허리를 곧게 펴고 앉는 것도 좋지 않다. 허리를 곧게 펴고 앉다가 가끔은 허리를 구부리는 자세를 취해서 근육이 경직되지 않도록 하여야 한다.

Q 다리가 예뻐지려면 유산소 운동을 해야 한다?

A 체지방이 한자리 수에 불과한 프로 보디빌더들은 유산소 운동을 하지 않는다. 그 이유는 유산소 운동이 근육 손실을 가져 오기 때문이다. 유산소 운동이 몸에서 체지방을 줄이는 데 큰 도움을 주는 것은 맞지만 그 보다 더 효과적인 것은 칼로리 소모를 높이는 것이다. 칼로리 소모가 많은 근육운동을 하는 것이 가볍게 조깅을 하는 것보다 체지방을 줄이는 데에도 효과적이다. 하지만 미용을 위해 운동을 하는 사람이 근육이 지나치게 많을 필요는 없기 때문에 유산소 운동을 병행하기를 권한다. 유산소 운동은 체지방을 줄여주는 데에도 효과가 있지만 심폐기능과 혈액순환이 좋아지고 운동능력과 지구력을 향상시키는 데에도 큰 도움이 되기 때문이다.

오리궁뎅이는 섹시하다?

꾸준한 운동으로 탄력있게 올라간 엉덩이와 골반이 기울어져서 오리궁뎅이가 된 것은 다르다. 골반의 윗부분이 앞으로 기울어진 사람들이 심한 오리궁뎅이가 많다. 이런 사람들은 상체가 앞으로 구부러진 자세로 걸으며 생활한다. 이것은 당장 일어나서 상체를 살짝 굽혀보면 어느 부위의 근육이 긴장되는지 확인할 수 있다. 이런 경우 앞으로 기울어진 골반을 유지하기 위해 허벅지 앞과 옆부분의 근육을 많이 사용하게 된다. 이런 자세로는 아랫배에 힘을 주기가 어렵다. 골반이 잘못되어 오리궁뎅이가 된 사람들의 체형은 엉덩이는 튀어 나오고 허벅지는 굵으며 아랫배에 체지방이 많아 볼록한 체형이 많다.

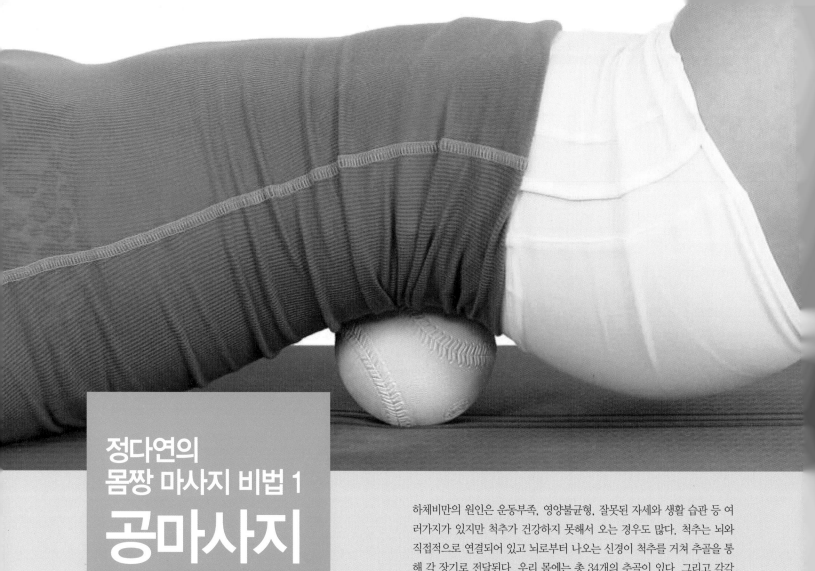

정다연의
몸짱 마사지 비법 1
공마사지

하체비만의 원인은 운동부족, 영양불균형, 잘못된 자세와 생활 습관 등 여러가지가 있지만 척추가 건강하지 못해서 오는 경우도 많다. 척추는 뇌와 직접적으로 연결되어 있고 뇌로부터 나오는 신경이 척추를 거쳐 추골을 통해 각 장기로 전달된다. 우리 몸에는 총 34개의 추골이 있다. 그리고 각각의 추골에는 연결된 신체조직과 장기가 있다.

하체와 엉덩이, 다리와 연관이 있는 추골은 요추 3,4,5번과 꼬리뼈 주변에 있는 천골과 미골이다. 이곳에 문제가 생기면 하체로 가는 신경흐름과 혈액순환이 나빠져서 하체비만 또는 하체허약 등의 문제를 일으킨다. 또한 허리와 골반이 틀어지고 이로 인해 다리의 모양이 변하는 등의 골격 이상 변화도 생긴다.

여기서 소개하는 공마사지는 지압에서 응용한 척추관리법이다. 가정에서 쉽게 할 수 있고 특별한 준비물 없이 간단하게 할 수 있다. 꾸준히 한다면 하체비만은 물론, 척추건강에도 큰 도움이 될 것 이다.

시범 : NANI (JETA CHIEF INSTRUCTOR)

공의 위치를 알아두세요

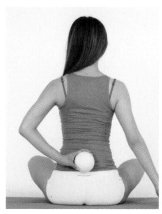
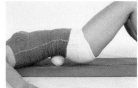

요추 3,4,5번 위치

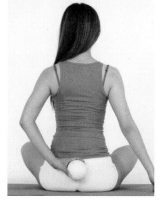
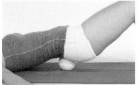

천골, 미골의 위치

Step 1

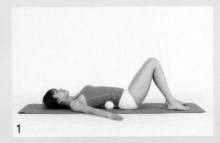
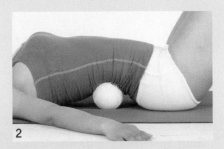

1_딱딱한 바닥에 매트를 깔고 다리를 구부린 상태로 볼 위에 눕는다.
2_팔로 체중을 지탱하면서 자극의 강도를 조절한다.
※ 몸을 전후좌우로 움직이며 요추 3,4,5번에 골고루 자극이 가도록 한다.

Step 2

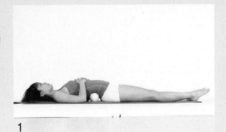
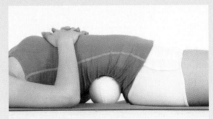

1_딱딱한 바닥에 매트를 깔고 다리를 완전히 편 상태로 볼 위에 눕는다.
2_팔로 체중을 지탱하며 자극의 강도를 조절한다.
※ 5~10분가량 누워 있다.

Step 3

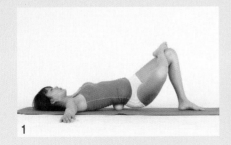
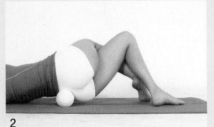
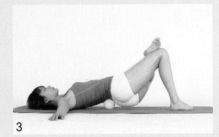

1_한쪽 다리를 올리고 3~5분간 전후좌우로 몸을 움직여서 요추 3,4,5번과 천골, 미골 주변을 자극한다.
2_팔로 체중을 지탱하며 자극의 강도를 조절한다.
3_한쪽을 마사지 한 후 다리를 바꿔 같은 동작을 똑같이 반복한다.

> **tip 이런 점에 주의하세요**
>
> 1_통증이 느껴지는 부위가 바로 문제가 있는 곳이다. 통증이 느껴지는 부위를 집중공략 하라.
> 2_처음에는 며칠간 통증이 남을 수 있다. 시간이 지나면 사라지니 너무 걱정하지 말자.
> 3_날카롭고 참기 힘든 통증이 오면 마사지를 중단하고 몸의 휴식을 취하도록 한다.
> 4_딱딱한 소프트 볼, 또는 야구공을 사용한다.
> 5_침대나 소파등 푹신한 바닥에서는 효과가 없다. 딱딱한 바닥에 매트를 깔고 하자.
> 6_마사지가 끝나면 1분가량 누워서 쉰 후 천천히 일어나도록 한다.

정다연의 몸짱 비법 2
마늘 건강법

허벅지나 엉덩이, 많은 지방으로 덮혀져 있는 부위에 나타나는 울퉁불퉁한 셀룰라이트. 이는 지방에 섬유질이 달라붙은 묵은 지방 덩어리로 식사조절과 운동을 아무리 해도 쉽게 없애기 힘들다. 이를 없애기 위한 대표적인 몸짱 건강법인 '마늘 마사지'를 상세하게 공개한다.

"다이어트에 효과가 있다는 소문이 나면 그 식재료만 먹고만 있지 않나요? 아름답게 살을 빼기 위해서는 영양소의 균형이 잘 갖추어진 음식이 가장 중요하답니다. 채소, 과일, 고기, 해산물 그리고 향신료나 양념 등에 관심을 가지고 올바르게 먹는 것이 중요하지요. 다양한 식품 가운데 절대 빠지면 안되는 것을 고른다면 저는 '마늘'을 선택합니다. 마늘은 요리의 맛을 더 깊고 풍부하게 만들기도 하지만 다이어트 효과는 물론 건강과 미용에서 빼놓을 수 없기 때문입니다. 다이어트에 대한 마늘의 효과는 이미 한국 농촌 진흥청, 농촌 자원개발 연구소의 동물 실험에서 밝힌 바 있습니다. 실험은 고지방의 먹이를 준 쥐와 마늘즙을 같이 준 쥐를 비교하고 검증했습니다. 결과는 고지방 먹이만을 먹은 쥐는 하루 체중 증가량이 0.2g인 반면 마늘즙을 같이 섭취한 쥐는 대조군의 45%인 0.09g이었답니다. 그 밖에도 마늘은 콜레스테롤이나 혈압의 정상화, 디톡스 작용 등 놀라운 효능을 발휘하는 식품임을 증명하는 자료가 이미 많이 나와 있어요. 이렇게 다양한 효능을 지닌 마늘이지만 먹고나면 냄새가 신경쓰이는 경우가 많지요? 이런 경우에는 '흑마늘'을 권합니다. 흑마늘은 생마늘을 숙성시킨 것인데 숙성시킴으로써 항산화작용을 높이고 냄새도 줄어들어 저도 자주 먹고 있답니다. 마늘을 차로, 드레싱으로 혹은 목욕을 할때도 다양하게 일상 속에서 활용하는 저만의 비법을 공개할게요. 독자여러분도 저만의 '마늘 마사지' 비법을 오늘부터 당장 시도해보시길 바랍니다."

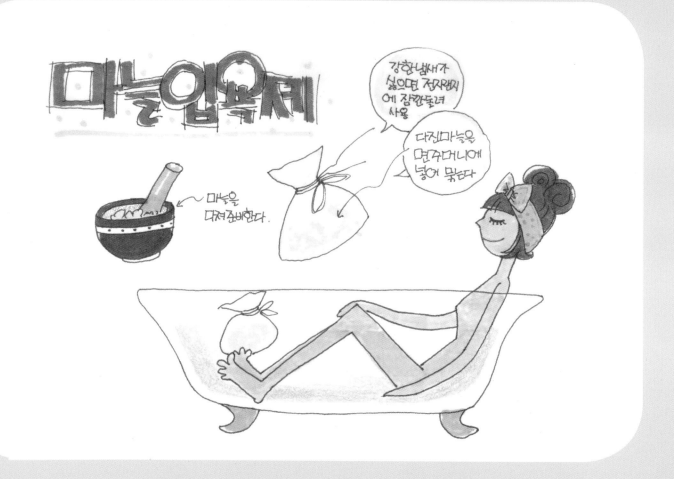

마늘TEA

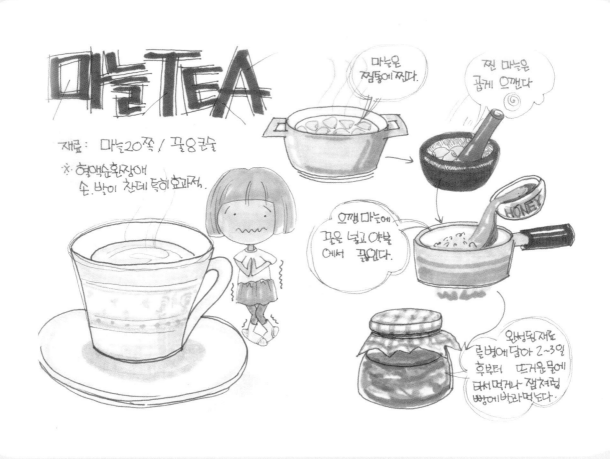

재료 : 마늘20쪽 / 꿀8큰술

※ 혈액순환장애
손. 발이 찬데 특히 효과적.

마늘을 찜통에 찐다.

찐 마늘은 곱게 으깬다

으깬 마늘에 꿀을 넣고 약불에서 끓인다.

HONEY

완성된 재료를 병에 담아 2~3일 후부터 뜨거운물에 타서 먹거나 잼처럼 빵에 발라먹는다.

마늘쏘스

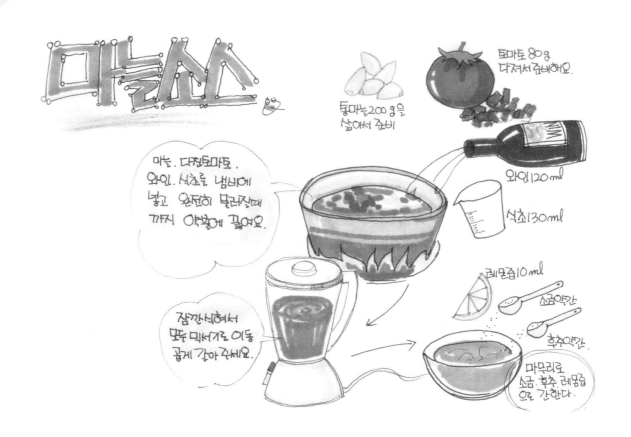

통마늘200 g을 삶아서 준비

토마토 80g 다져서 준비해요.

마늘. 다진토마토. 와인. 식초를 냄비에 넣고 완전히 물러질때 까지 약불에 끓여요.

WINE

와인120 ml

식초130ml

잠깐식혀서 모두 믹서기로 이동 곱게 갈아 주세요.

레몬즙10 ml

소금약간

후추약간

마무리로 소금. 후추. 레몬즙 으로 간한다.

3주 점프업 플랜

힘들어도 점프 업! 목표를 이루기
위해서는 반드시 한번은
진땀을 흘려야 한다. 길지 않은 시간이니
용기를 내어 도전해 보자!

	월	화	수	목	금	토	일
1주차	A	B	C	D	E	F	휴식
세트	3~4 세트						
2주차	A+B	C+D	E+F	A+C	B+E	D+F	휴식
세트	2~3 세트						
3주차	A+B+C	A+D+E	B+A+F	A+C+D	A+E+F	A+B+F	휴식
세트	2~3 세트						

1주차 | 기초체력 기르기와 동작 익히기
운동량: 매일 1개 서킷을 선택해 서킷 내의 모든 동작을
8~16, 3~4세트 실시. 세트 사이에 휴식없이 동작을 한다.

2주차 | 땀 없이는 결과도 없다. 힘들어도 고! 고!
*2개의 프로그램을 둘로 묶어 실시
운동량: 각 동작 당 자신의 능력에 따라 8~16회 2~3세트 실시.
동작 사이에 쉬지 말 것.

3주차 | 마지막 깔딱고개! 그래 봤자 1주일이다!
*3개의 프로그램을 둘로 묶어 실시
운동량: 각 동작 당 8~16회 2~3세트 자신의 능력에 따라 실시.
동작 사이에 쉬지 말 것.

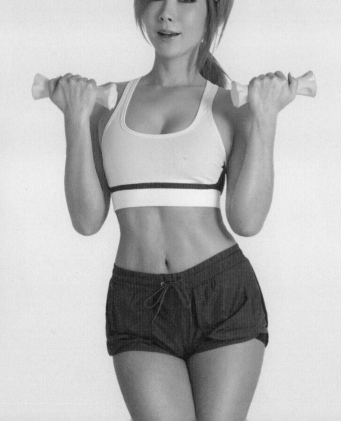